IMMUNKOMPASS

Dr. med. Peter Schleicher

Immun-Kompaß

Sofortprogramm zur Vorbeugung und Behandlung von Abwehrschwächen

Mosaik

TopVital

Inhalt

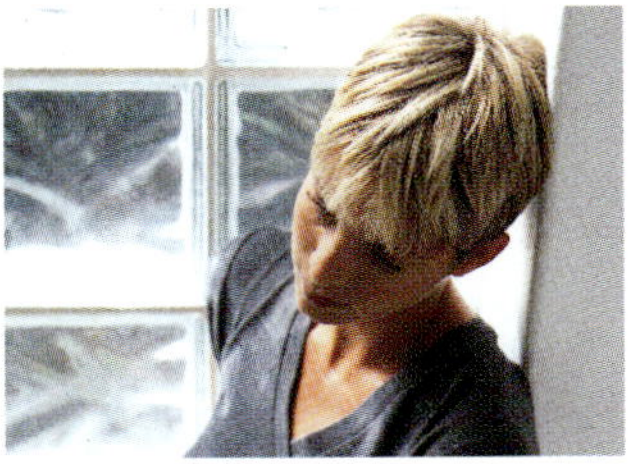

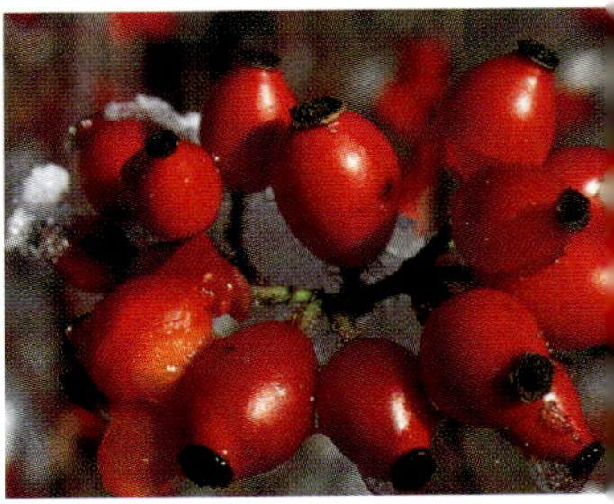

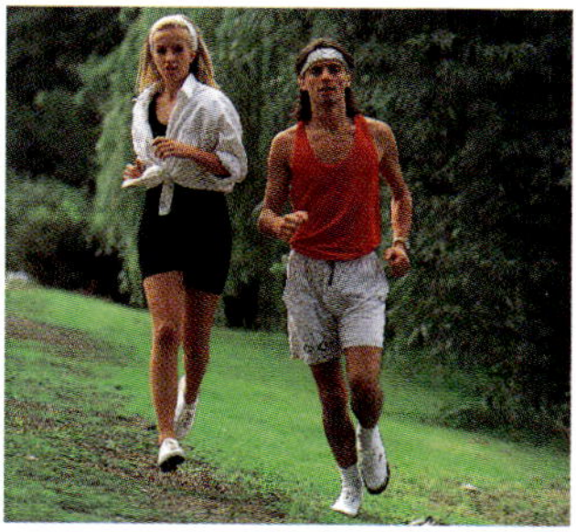

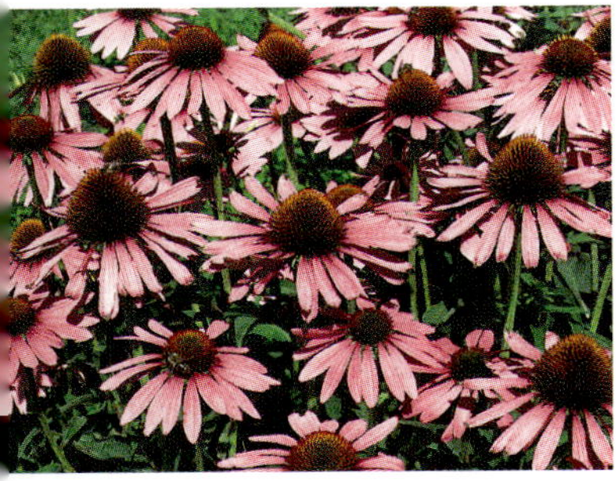

Vorwort

Liebe Leser,

Ihre Gesundheit wird von vielen verschiedenen Faktoren beeinflußt. In unserem menschlichen Organismus gibt es keine Muskelzelle und keine Nervenfaser, deren Funktion nicht in irgendeiner Weise vom Immunsystem abhängig ist. Fehler in der Lebensführung und Ernährung äußern sich meist nicht sofort im Alarm eines Krankheitsanzeichens. Es braucht oft Jahre oder gar Jahrzehnte, bis schwere Symptome auftreten.
Die medizinischen Ratschläge, die ich Ihnen in diesem Buch gebe, sind Frucht und Ergebnis von vielen Jahren ärztlicher Praxis. Beachten Sie aber: Bei zwei Patienten mit dem gleichen Krankheitsbild können unter Umständen unterschiedliche Therapien angeraten sein – je nach Lebensumständen, seelischen Belastungen oder dem Grad der vorliegenden Immunschwäche. Die Ratschläge und Hinweise dieses Buches ersetzen keineswegs eine ordnungsgemäße ärztliche Behandlung und Beratung. Ausgenommen sind natürlich sehr allgemeine Ratschläge wie etwa zur Einnahme von Nahrungsergänzungsstoffen oder die ausdrücklich gekennzeichneten Tips für die Selbstmedikation. Fragen Sie aber bitte im Zweifel immer Ihren behandelnden Arzt!

Ihr
Dr. med. Peter Schleicher

Was den Menschen krank macht

Das Immunsystem ist der unsichtbare Schutzpanzer unseres Körpers. Es wehrt Infektionen ab und schützt uns vor harmlosen Erkältungen ebenso wie vor gefährlichen Angriffen auf unsere Organe. Eine besorgniserregende Entwicklung sehen wir, wenn wir die Krankheits-Statistiken der letzten Jahrzehnte betrachten: Die Anfälligkeit der Menschen für Infektionen nimmt ständig zu. Dadurch entstehen in unserem Land Kosten von rund 26 Milliarden Mark pro Jahr.

Viren auf dem Vormarsch

Vor allem die Viruserkrankungen, insbesondere AIDS, nehmen erschreckend zu. Neben den Erregern der Abwehrschwäche haben auch noch andere Viren an Bedeutung gewonnen – wie Epstein-Barr, Zytomegalie und Herpes Virus 6. Sie stören – wie man heute weiß – das Immunsystem ganz erheblich. Durch derartige Infektionen kann ein chronischer Erschöpfungszustand eintreten, gepaart mit Infektanfälligkeit und schweren depressiven Zuständen. Zur Zeit sind an diesem chronischen Erschöpfungssyndrom bereits 7 bis 10 Millionen Menschen erkrankt – Menschen im besten Alter, meist unter 40, und als Folge dieser Erkrankung überwiegend arbeitsunfähig.

Dies ist aber nur einer von mehreren Aspekten der Entwicklung, die alle Mediziner vor große Probleme stellt. Hier ein paar weitere Tatsachen:

- Allergien sollten nach Voraussagen des Bundesamtes für Statistik bis Mitte der neunziger Jahre um 30 Prozent zunehmen. Die Prophezeiungen von 1989 sind längst erfüllt. Heute leiden bereits 30 bis 40 Prozent aller Deutschen an allergischen Erkrankungen.
- Rheuma wurde in den 90er Jahren zur teuersten Erkrankung der Welt ausgerufen. Durch Rheuma entstehen in Deutschland pro Jahr allein zehn Millionen Arbeitsausfallstage für unsere Wirtschaft.
- Die Zahl der Krebserkrankungen steigt trotz aller Fortschritte der Medizin immer noch stetig an. Insbesondere die Sterblichkeitsrate beim Brustkrebs hat um 30 Pozent zugenommen.

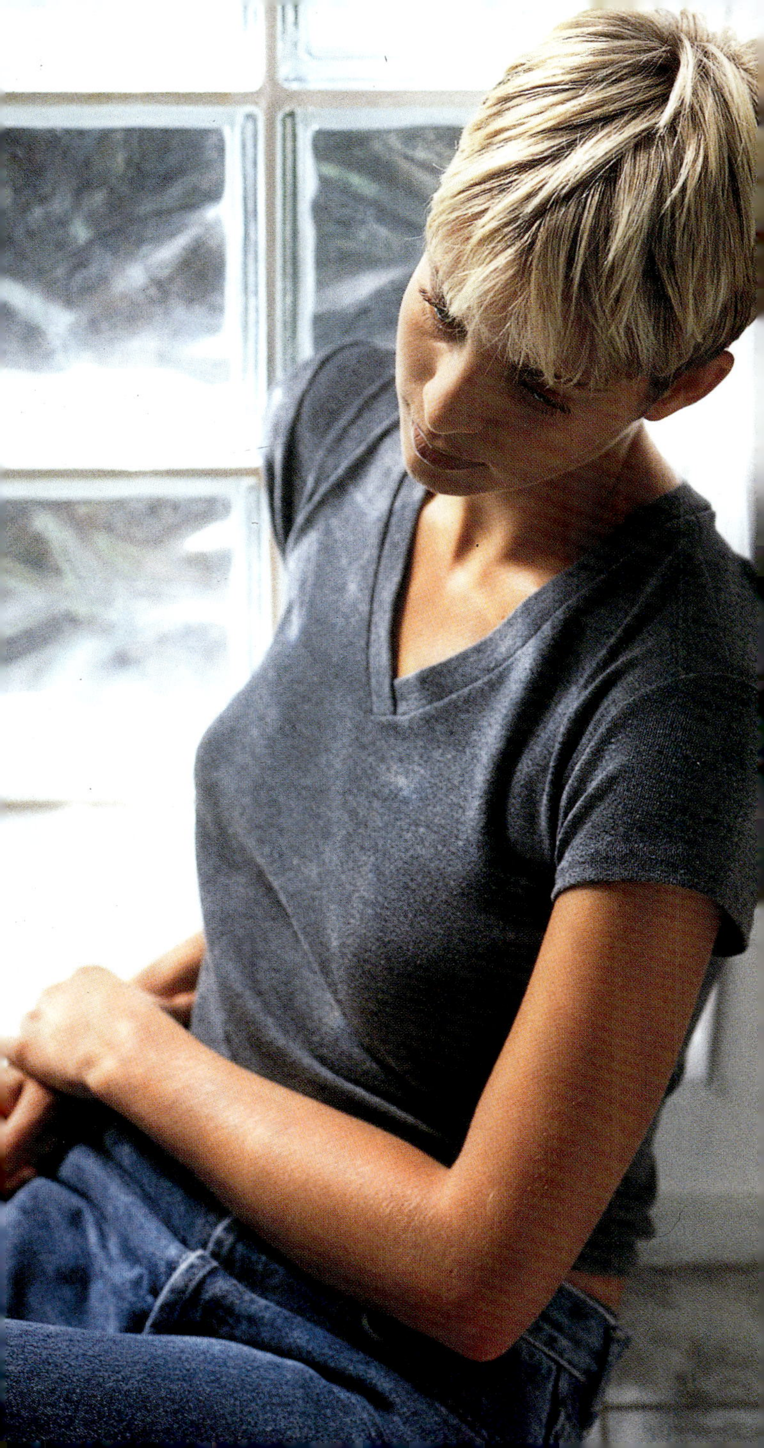

Fallstudien
Nachstehend in Kürze ein paar bezeichnende Fallschilderungen aus meiner Praxis, auf die ich später noch etwas ausführlicher eingehen werde. Sie lassen das Ausmaß des Problems und seiner Ursachen gut erkennen:

- *Rheumatisches Fieber*

Schweißüberströmt lag die 15jährige Theresa S. im Krankenbett. Sie hatte hohes Fieber, sie weinte und klagte über heftige Schmerzen in beiden Knien. Zwei Tage zuvor hatte sie unerträgliche Schmerzen im rechten Sprunggelenk gehabt – nachdem sie eine schwere Mandelentzündung durchgemacht hatte. Ein Fall von rheumatischem Fieber, wie er vor allem bei Kindern und Jugendlichen vorkommt.

- *Infektanfälligkeit*

Alle paar Wochen war das elfjährige Mädchen krank. Begonnen hatte die Anfälligkeit für Infektionen schon im Säuglingsalter. Der Arzt verordnete ein Antibiotikum, und die Krankheit war schnell überstanden. Die Infektion kam aber immer wieder. Die junge Patientin hatte schon 15mal Antibiotika verordnet bekommen, darüber hinaus fiebersenkende Medikamente, sowie Schlaf- und Beruhigungsmittel.

- *Schwere Allergie*

Mit fahler Hautfarbe, tränenden Augen, Hautausschlag am Hals und hinter den Ohren sitzt der 26jährige erfolgreiche Auto-Manager in meiner Praxis. Wenn er atmet, höre ich ein Brodeln und pfeifende Geräusche. Vor Jahren, so erzählt er, habe er im Sommer nach dem Baden mit nassem Hemd eine Mofa-Tour gemacht. Noch am gleichen Tag war er an einer fieberhaften Erkältung erkrankt, die sich über den Hals-Nasen-Rachen-Raum und die Lunge ausgebreitet habe. Dann stellte sich das Ekzem am Hals und hinter den Ohren ein. Er wurde mit Antibiotika, später wegen Neurodermitis und Heuschnupfen mit Antihistaminika und Kortison behandelt. Die Mandeln wurden entfernt, aber daraufhin stellte sich Asthma ein.

- *Krebs*

Eine elegante Baronin von 52 Jahren kam völlig verzweifelt in meine Praxis. Sie hatte Brustkrebs, obwohl sie regelmäßig und pünktlich alle Vorsorgeprogramme wahrgenommen und sehr gesund gelebt hatte. Noch drei Monate vor der Entdeckung des Tumors habe es eine gründliche Vorsorgeuntersuchung gegeben: Kein Krebs. Sie hatte nie die Pille oder sonstige Hormonpräparate genommen. Allerdings hatte der Arzt nach der letzten Vorsorgeuntersuchung zu einer vorbeugenden Hormontherapie geraten, um nach den Wechseljahren einer Osteoporose und weiteren unliebsamen Symptomen zu begegnen.

• *Chronische Müdigkeit*
Kurz vor Beendigung ihres Studiums machte die brillante junge Medizinstudentin eine langwierige Infektionskrankheit durch, und auf einmal war es mit ihrer Leistungskraft vorbei. Bis zu 16 Stunden am Tag mußte sie liegend verbringen, weil sie so schwach war. Sie hatte Angstzustände, durchlitt fiebrige Infekte und Depressionen. Sie gestand mir, sie sei nahe daran, sich umzubringen.

Gemeinsame Ursache: Abwehrschwäche

Das sind nur ein paar bezeichnende Fälle aus meiner Praxis. Fälle, die auf den ersten Blick nichts miteinander zu tun haben. Aber das scheint nur so. Alle fünf Patienten haben etwas ganz Wichtiges gemeinsam: In allen diesen Fällen liegt eine schwere Störung des Immunsystems vor. Allergien, Infektanfälligkeiten, chronische Müdigkeit, vegetative Erschöpfung: Bei all diesen Krankheiten ist das Abwehrsystem des Menschen nachhaltig geschwächt – oder es spielt schlichtweg verrückt.

Degenerative Krankheiten

Ein anderer Bereich sind die degenerativen Krankheiten. Diese Erkrankungen sind vielfältig – und sie treten eigentlich als normale Begleiterscheinungen bei jeder chronischen Krankheit auf. Zu diesem Krankheitskreis werden neben den organischen Degenerationen, die zu Leberfunktionsstörungen, Bauchspeicheldrüsenschwäche, Magen-Darm-Störungen und Drüsenfunktionsveränderungen führen, vor allem auch die Wirbelsäulenleiden und die Arthrosen gerechnet. Auch die Arteriosklerose ist eine schwere, wenn nicht die häufigste degenerative Erkrankung, obwohl sie nie in diese Kategorie eingestuft wird.
Die Ursache dieser degenerativen Erkrankungen ist in einer Unterdrückung der körpereigenen Krankheitsabwehr zu suchen. Können die Krankheitsgifte vom Abwehrsystem nicht unschädlich gemacht

und nach außen abgeleitet werden, kommt es erst zur Überlastung des Immunsystems, dann zu Stoffwechselstörungen und schließlich zur degenerativen Erkrankung.

Medikamente als Auslöser

Es ist gewiß nicht übertrieben, die Nebenwirkungen stark wirksamer Pharmaka als Auslöser vieler degenerativer Erkrankungen zu bezeichnen. Durch den Einsatz dieser Mittel kommt es nämlich zu einer Rückvergiftung des Körpers und insbesondere zur Störung der Immunabwehr, indem Immunkomplexe entstehen – feste Verbindungen zwischen Abwehrzellen und Fremdstoffen. Diese lagern sich beispielsweise an den Gelenkflächen der Knie oder der Hüften ab und zerstören durch einen entzündlichen Prozeß allmählich deren Oberflächen. Die Folge sind arthrotische Veränderungen des Gelenks, Schmerzen und Bewegungseinschränkungen.
Durch kontinuierliche Gifteinlagerung entstehen aber auch Bluthochdruck, Diabetes mellitus und Fettstoffwechselstörungen. Zusammen mit Bewegungsarmut und falscher Ernährung führen sie zur Endphase der Degeneration.

Wirksame Therapien

Um diese fatale Entwicklung zu bremsen, ist die Anwendung neuer medizinischer Erkenntnisse und neuer Therapieformen aus dem Bereich

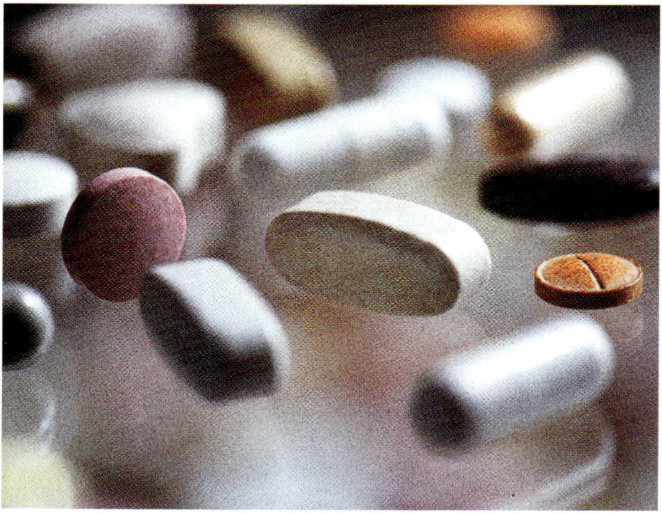

Symptome der Abwehrschwäche

- Fahle Haut
- Brüchige Nägel
- Stumpfes Haar
- Glanzlose Augen
- Blutabsonderungen (Sputum, Urin, Stuhl)
- Schmerzzustände
- Aufstoßen
- Energieverlust
- Rötungen der Haut
- Juckreiz
- Stuhlunregelmäßigkeiten
- Infektanfälligkeit
- Atemnot
- Erbrechen
- Nachtschweiß
- Gewichtsverlust
- Gynäkologische Beschwerden (Ausfluß, Periodenstörungen)
- Vegetative Erschöpfungen
- Herzrhythmusstörungen

der Immunologie notwendig. Glücklicherweise kommen neue Möglichkeiten in der Medizin manchmal genau zur rechten Zeit. So zum Beispiel die Entwicklung der sogenannten monoklonalen Antikörper von Nobelpreisträger Prof. Georges J. F. Köhler. Denn mit Hilfe seiner Methode ist es heute möglich, die Zahl der Abwehrzellen eines Menschen genau festzustellen. Mit ihr kann also auch exakt das Stadium einer Abwehrschwäche und der Nutzen einer Immuntherapie gemessen werden.
Dadurch sind alle Faktoren bewertbar geworden, die das Abwehrsystem beeinflussen – seien es chemisch hergestellte Pharmaka oder Naturheilstoffe, seien es die Wirkungen seelischer Einflüsse oder von Umwelt-Schadstoffen.
Dank dieser Meßverfahren wissen wir heute, daß eine chronische Störung des Immunsystems auch eine chronische Krankheit zur Folge hat. Und nur, wenn die chronische Störung der körpereigenen Abwehr repariert wird, besteht die Chance, daß auch die chronische Erkrankung wieder verschwindet.
Beim Rheumapatienten beispielsweise liegt immer eine auffällige Veränderung der körpereigenen Abwehr vor. Rheuma zählt zu den autoaggressiven Erkrankungen, bei denen das Immunsystem Immunkomplexe entwickelt, die gegen körpereigene Zellen

vorgehen. Auf diese Weise kann die rheumatische Erkrankung auch zu Schädigungen an den Nieren, in der Leber, in der Bauchspeicheldrüse und anderen Organen führen.

Vorsorge neu definieren

Das geschwächte, aus dem Gleichgewicht geratene oder lahmgelegte Immunsystem des Körpers ist aber auch verantwortlich, wenn sich bösartige Wucherungen entarteter Zellen im Organismus festsetzen und wachsen. Eine entsprechende Störung oder Lähmung des Abwehrsystems besteht oft schon lange vor dem Entstehen des eigentlichen Tumors.

Aber bereits zu diesem frühen Zeitpunkt muß nach meiner festen Überzeugung eine Vorsorge einsetzen, wenn sie diesen Namen wirklich verdienen will. Und sie müßte der gesamten Bevölkerung angeboten werden.

Die bisherige Methode der Früherkennung ist dagegen nichts anderes als eine reine Karzinomaufdeckung. Denn der Tumor ist frühestens in einem Stadium festzustellen, in dem er eine Zusammenballung von mehr als 100 Millionen entarteter Zellen und damit ein Gewicht von rund einem Gramm aufweist. In dieser Phase kann der Tumor sich aber schon längst in einer rapide verlaufenden Ausdehnungsphase befinden und Tochtergeschwülste, sogenannte Metastasen, verursachen.

Wir müssen deshalb in der Tumorerkennung viel früher als bisher ansetzen. Schon die Anfälligkeit eines Organismus für Tumore muß festgestellt werden. Im Bedarfsfall sollte dem sofort gegengesteuert werden, damit sich eine gefährliche Zahl entarteter Zellen nach Möglichkeit erst gar nicht bilden kann.

Früherkennung wörtlich nehmen

Dies ist aber nur dann möglich, wenn die Feststellung der Immunlage eines Organismus künftig der allererste Schritt ist auf dem Weg zur Verhinderung oder Heilung einer Krankheit, auch von Krebs.

Wenn auf diese Weise eine defekte Immunlage erkannt wird, kann die Therapie gegen einen Krebs beginnen, bevor dieser noch entstanden ist.

Vorbeugend wird durch einen gezielten Ausgleich oder eine Anregung der Abwehrzellen eine Steigerung der Abwehrkräfte bewirkt. Zum gleichen

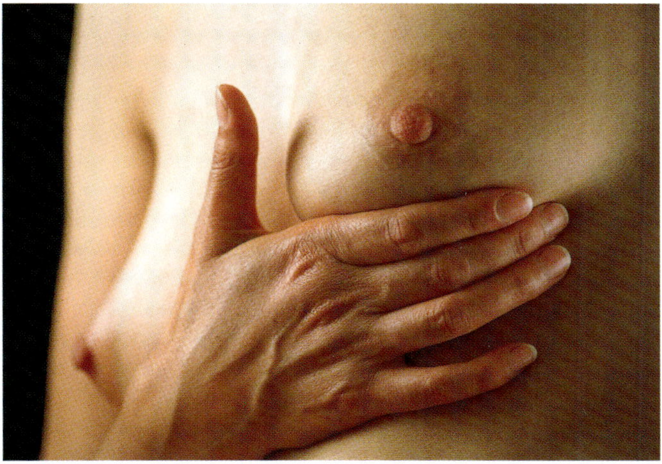

Zeitpunkt muß das Abwehrsystem repariert und vitalisiert werden.
Diese Reparatur des Immunsystems steht auch im Vordergrund bei der Behandlung eines fortgeschrittenen Tumors. Denn das Messer eines Chirurgen kann niemals alle Krebszellen ausschneiden. Die verbleibenden bösartigen Zellen muß der Organismus immer selbst bekämpfen. Der Chirurg kann auch nie die Gründe für die Entwicklung des Tumorleidens beheben. Also kann ein Krebspatient erst dann, wenn sein Immunsystem repariert ist, auch als geheilt gelten.
Heute haben wir höchst wirksame Möglichkeiten, immunologisch in das Krankheitsgeschehen einzugreifen:

- Wir können bereits 85 Prozent aller Fälle von gesteigerter Infektanfälligkeit mit Hilfe einer Immuntherapie erfolgreich behandeln.
- Bei bestimmten Krebsarten werden aufgrund neuer, immunologischer Therapieverfahren Heilerfolge in mehr als 40 Prozent der Fälle möglich – bei manchen Tumorarten sind es inzwischen sogar über 90 Prozent.
- Zwischen 70 und 90 Prozent der Allergien können heute immunologisch erfolgreich behandelt werden.
- Es gibt auch neue Erkenntnisse über eine gesunde, immunstärkende Ernährung. Wer sich daran hält, wird in Zukunft mit einer Lebenserwartung von über 100 Jahren rechnen können.

Der Abwehr-Staat

Schon die ersten Lebewesen auf unserer Erde, die Millionen Jahre vor den Menschen lebten, waren auf eine starke und wirksame Abwehr von Gefahren aus der Umwelt angewiesen. Das Immunsystem hatte also Zeit genug, seine heutige Vielfalt und Wirksamkeit zu entwickeln. So kommt es, daß in den Körperflüssigkeiten von Menschen und Säugetieren Milliarden von Abwehrzellen schwimmen – alle mit ganz bestimmten Aufgaben. Der Organismus kennt eine ganze Reihe von Möglichkeiten, Schadstoffe zu bekämpfen und auszumerzen. Dabei arbeiten die verschiedenen Typen von Abwehrzellen sehr sinnvoll zusammen.
Unser Immunsystem hat hauptsächlich zwei wichtige Aufgaben:

- Schutz vor äußeren Gefahren
- Schutz vor Gefahren innerhalb des Körpers

Schutz nach außen

Das Immunsystem bildet Barrieren, um den Körper vor äußeren Gefahren zu schützen. Das umfangreichste Barrieresystem ist die Haut. Bei jedem Kontakt mit Stoffen aus der Umwelt und bei jeder Verletzung der Hautschicht wird eine Abwehrreaktion ausgelöst.
Eine ebenfalls lebenswichtige Schutzbarriere gegen von außen eindringende Schädlinge hat das Abwehrsystem im Inneren des Körpers gebildet: Die Schleimhaut, die den Mundraum, den gesamten Magen-Darm-Trakt und auch den Enddarm auskleidet. Zusätzlich existieren Abwehrposten, etwa in Form der Mandeln, die als Bestandteil des Lymphsystems auch selbst Abwehrzellen bilden. In der Darmschleimhaut gibt es weitere Abwehrstationen, die jeden möglichen Gegner auf Gefährlichkeit hin kontrollieren und notfalls gleich beseitigen.
Eine ähnliche Abwehrbereitschaft ist in allen Bereichen des Körpers vorhanden, die mit der Außenwelt direkt in Kontakt stehen: In der Lunge, der Blase und den Geschlechtsorganen. Im Blasen- und Geschlechtsbereich ist die gesamte Schleimhaut mit hochwirksamen Abwehrzellen durchsetzt. So hält das flexible Abwehrsystem all diese Bereiche im Normalfall frei von schädigenden Substanzen und Bakterien.

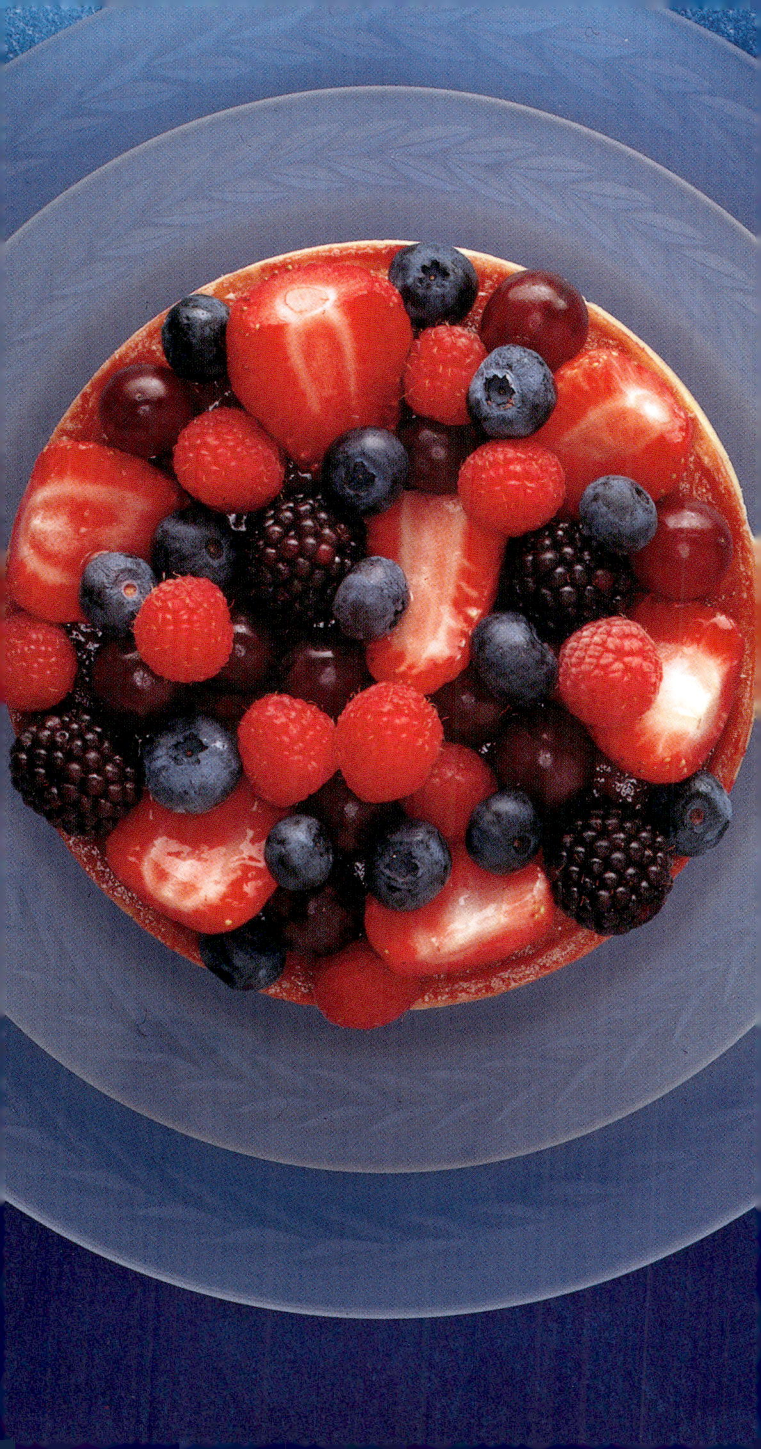

Schutz nach innen

Eine weitere wichtige Aufgabe unseres Immunsystems ist die Reparatur von veränderten Zellen im Körper. Werden nämlich durch schädigende Substanzen Veränderungen der Erbinformationen (Erbspiralbrüche) in Körperzellen ausgelöst, dann repariert unser Immunsystem diese Veränderungen – und verhindert so unter anderem die Entstehung von Krebs. Falls die Reparatur nicht gelingt, tritt bei einer intakten Abwehr erst einmal die zweite Sicherheitsstufe in Kraft: Dann werden die entarteten Zellen von Killerzellen zerstört. Das Immunsystem kann aber nur dann optimal funktionieren, wenn es über seine volle Leistungsfähigkeit verfügt. Und wenn die dazu erforderlichen, spezialisierten Immunzellen stets in ausreichender Anzahl vorhanden sind.

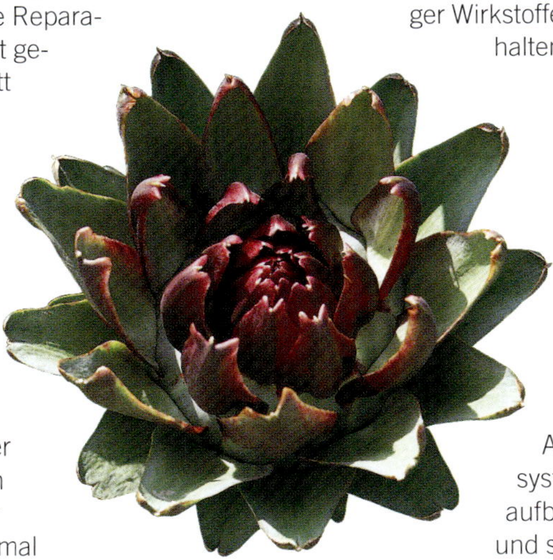

Bausteine des Immunsystems

Das Immunsystem besteht aus:

- Abwehrzellen
- Abwehrantikörpern
- Freßzellen

Vor allem in unserer täglichen Ernährung ist eine Vielzahl verschiedenartiger Wirkstoffe enthalten, die unser Abwehrsystem aufbauen und stärken helfen.

Das reicht von sogenannten sekundären Pflanzenwirkstoffen in Gemüse, Obst oder Feldfrüchten über Wirkstoffe, die in Gewürzen enthalten sind, bis hin zu Vitaminen, Mineralsalzen und Spurenelementen.

PFLANZEN FÜR DAS IMMUNSYSTEM

Pflanze	Wirkung
Algen	Drüsenfunktionen und Nerven, bei Verstopfung und Darmentzündungen
Artischocken	Leber und Galle, Entgiftung, Harnstoff- und Cholesterin-regulierung, Magen-Darm-Trakt
Auberginen	Entwässerung
Brennesseln	Gicht, Rheuma, Milchbildung bei Frauen, Darmschleimhautentzündungen
Endivien	Blutreinigung, Entwässerung, Verdauung
Grüne Bohnen	Harnerkrankungen
Gurken	Entgiftung, Hautaufbau
Hafer	Angst-, Spannungs- und Erregungszustände, Haut-erkrankungen, Bindegewebsschwäche
Holunderblüten	Erkältungskrankheiten
Hopfen	Unruhe und Angstzustände, Schlafstörungen
Karotten	Erregerabwehr, Verdauung, Darmgeschwüre,
Kartoffeln	Schleimhaut, Entwässerung
Knollensellerie	Desinfektion, Blutreinigung
Kresse	Entgiftung, Magen, Leber, Nieren
Kürbis	Reizblase, Prostatavergrößerung, Entwässerung
Lauch	Desinfektion, Insektenstiche, Schürfwunden
Leinsamen	Magen-Darm-Störungen, Verstopfung
Löwenzahn	Blutreinigung, Nieren, Leber, Galle
Mandeln	Mandelentzündung
Mariendistel	Leber, Oberbauchbeschwerden
Meerrettich	Erkältungskrankheiten, Muskelschmerzen
Mohn	Magen-Darm-Störungen, Hautekzeme, Tumoren
Oliven	Leberentgiftung, Diabetes, Verstopfung
Radieschen	Leber- und Nierenentgiftung, Entzündungen der Gelenke und der Nerven
Rettich	Erkältungskrankheiten, Gallenwege
Rote Zuckerrüben	Immunstimulation, Blutbild-Normalisierung
Sauerampfer	Hautkrankheiten, Blutvergiftung
Sauerkraut	Blutreinigung, Desinfektion
Schwarzwurzeln	Entschlackung, Entwässerung
Spargel	Entzündliche Harnwegserkrankungen, Nierengries
Spinat	Blutbildung, Magen-Darm-Beschwerden
Stangensellerie	Magen und Drüsensystem
Tomaten	Harnstoffentgiftung, Gicht, Rheuma, Verstopfung
Zwiebeln	Desinfektion, Durchblutungsstörungen

GEWÜRZE FÜR DAS IMMUNSYSTEM

Gewürz	Wirkung
Anis	Erregerabwehr, Wechseljahre
Anispfeffer	Chronische Darmstörungen
Bibernelle	Verdauungsstörungen, Durchfall, Entzündungshemmung, Brandwunden
Borretsch	Blutreinigung, Entwässerung
Brunnenkresse	Erkältungskrankheiten
Cassia	Abführmittel, auch für Kinder (Fruchtmark)
Chili	Fieber, Verdauungsstörungen
Estragon	Erregerbekämpfung
Fenchel	Asthma, Vergiftungen, Neurodermitis
Galgant	Stärkung der Immunabwehr, Allergien
Ingwer	Erkältungen, Rheuma
Kapern	Verdauung
Kerbel	Entzündungshemmung, Blutreinigung
Kümmel	Blutreinigung, Verdauung
Kurkuma	Darmstörungen, Hautunreinheiten
Liebstöckel	Erkältungskrankheiten, chronische Vergiftung
Lorbeer	Immunstimulation, Bronchitis, Magen, Darm
Malve	Magen-Darm-Entzündungen, Verstopfungen
Meerrettich	Infektionen, Rheuma, Asthma
Muskatnuß	Bronchitis, Rheuma, Darminfektionen, Magen
Oregano	Migräne, Vergiftung, Magen-Darm-Störungen
Paprika	Erkältungskrankheiten, Magen, Darm
Petersilie	Blutreinigung
Pfefferminze	Magen, Verdauungsstörungen, Gallenleiden
Rosmarin	Erschöpfung, Stoffwechsel, Lunge, Leber
Safran	Erschöpfung, Prostata, Arteriosklerose
Salbei	Infektionskrankheiten, starkes Schwitzen
Schnittlauch	Desinfektion, Erregerabwehr, Verdauung
Schwarzkümmel	Immunsystem, Allergien, Asthma, Neurodermitis, Milchbildung, Verdauung, Haut
Sellerie	Asthma, Erschöpfung
Senf	Infektionen, Magen, Darm
Sesam	Chronische Vergiftung, Allergien
Thymian	Drüsensekretion, Erregerabwehr
Trüffel	Immunanregung, Appetitlosigkeit
Vanille	Pilzinfektionen, Neurodermitis, Verdauung
Wacholder	Erregerabwehr, Rheuma, Herpes, Halsinfektionen

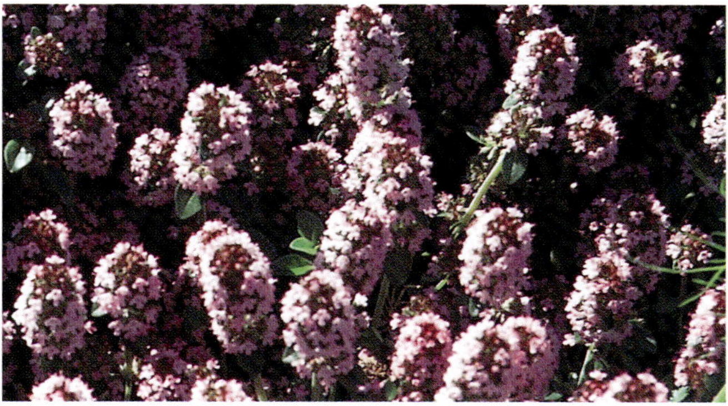

Die Truppen des Immunsystems

Allgemein bekannt als Bestandteile des Blutes sind vor allem die roten Blutkörperchen (Erythrozyten), die den lebenswichtigen Sauerstoff in alle Körperzellen transportieren.
Dann gibt es die Leukozyten, die weißen Blutkörperchen, die vielen Menschen ein Begriff sind, weil sie im Falle einer Infektionskrankheit gezählt werden. Denn an ihrer Zahl läßt sich feststellen, ob sich ein Krankheitsherd im Körper befindet, der gerade vom Immunsystem bekämpft wird.
Immunologisch interessant sind bei den weißen Blutkörperchen vor allem die Lymphozyten. Sie werden in verschiedene Spezialeinheiten einer ganzen Armee von mikroskopischen Abwehrsoldaten unterteilt:

Immunglobuline: Die Verhaftungs-Polizei
Zum Erkennen und Verhaften von Eindringlingen dienen kleine Eiweißkörperchen, genannt Immunglobuline. Sie haben sogar etwas wie kleine Arme, mit deren Hilfe sie fremde Stoffe und Zellen umfassen und bis zum Eintreffen des Hinrichtungskommandos festhalten können – sofern sie den Vernichtungsjob nicht gleich selbst an Ort und Stelle erledigen.

B-Lymphozyten: Die Waffenschmiede
Sie werden Abwehrkörper genannt, und sie sind sozusagen die Torwächter und Waffenschmiede unseres empfindlichen Organismus: Die B-Lymphozyten. Sie finden sich

besonders zahlreich an allen Eintrittspforten des Körpers, vor allem auf und in den Schleimhäuten von Mund, Lunge und Darm. Die B-Lymphozyten produzieren Antikörper und entwickeln sogar ein Gedächtnis, ähnlich einer Fahndungsliste: Nach einem feindlichen Angriff merken sie sich die Gestalt und die besonderen Kennzeichen des Erregers. Sollte dieser Feind jemals wieder erscheinen, produzieren sie dann sofort die passenden Abwehrwaffen in Form von Antikörpern. Diese Antikörper bilden das eigentliche Exekutionskommando. Sie verbinden sich mit Bakterien, Viren, Pilzen und anderen Schadstoffen und neutralisieren sie. Sie können aber auch die Krebszellen markieren und sie so für das Abwehrsystem kenntlich machen.

Das Gedächtnis des Immunsystems

Ein Teil der B-Zellen, die Kontakt mit dem Eindringling aufgenommen haben, ist zuständig für die Fahndungsliste. Diese B-Zellen speichern die Erkennungsmerkmale eines Eindringlings. Bei erneutem Kontakt mit dem Erreger steht die Zelle sofort zur Abwehr bereit. Die eigentliche Fahndungsliste wird durch Gedächtnis- oder Erinnerungszellen gespeichert. Sie bleiben im Körper zurück und wohnen in der Milz. Es ist nachgewiesen, daß bestimmte Schadstoffe im Körper Gedächtniszellen prägten, die noch nach 70 bis 90 Jahren bei erneutem Kontakt mit dem gleichen Schadstoff wirksam wurden. Tritt der Schadstoff wieder auf, erinnern sich diese Gedächtniszellen, sie teilen sich und greifen gezielt an, indem sie die passenden Abwehrwaffen bereitstellen. So entsteht im Laufe des Lebens eine immer größer werdende Armee aus Spezialeinheiten von Abwehrzellen, die gegen ganz bestimmte Eindringlinge ausgerüstet und geschult sind. Diese Truppe macht etwa 10 bis 20 Prozent aller im Körper befindlichen Abwehrlymphozyten aus.

T-Lymphozyten: Der Generalstab

Den Schlachtplan gegen Eindringlinge entwerfen Zellen, die T-Lymphozyten oder auch Thymozyten genannt werden. Sie stellen die Spezialeinheiten bereit und steuern sie auch mit Hilfe bestimmter Botenstoffe. Sie gelten deshalb als der Generalstab der Abwehr. Für den Kampf gegen Eindringlinge benutzen sie als Unterstützungs-Truppe sogenannte Helfer- und Suppressorzellen.

Helferzellen: Zum Töten freigegeben

Werden Helferzellen auf feindliche Eindringlinge losgelassen, dann sind diese zum Töten freigegeben. Denn Helferzellen sind aggressiv und zerstörerisch wie Bluthunde. Sie kennen nur einen Auftrag: Zu zerstören. Auch wenn sie die eigentlichen Feinde erfolgreich bekämpft haben, bleibt ihr Vernichtungsdrang bestehen. Dann neigen sie dazu, den Organismus selbst anzugreifen. Um aber zu verhindern, daß auf diese Weise der Körper geschädigt wird, gibt es eine eigene Friedenstruppe – die Suppressorzellen.

Suppressorzellen: Die Friedenstruppe

Noch bevor sich die vom Generalstab gesteuerte Schlacht dem Höhepunkt nähert, wird bereits die Friedenstruppe der Suppressorzellen aktiviert, um die Mordlust der Helferzellen nach getaner Arbeit zu unterdrücken und dadurch den Körper vor weitergehenden Schädigungen zu bewahren. Wenn allerdings das Verhältnis der Angreifer- und der Friedenszellen durch irgendwelche Umstände aus dem Gleichgewicht gerät, kann es zu einer speziellen Abwehrschwäche und als deren Folge zu einem Angriff auf gesunde, körpereigene Zellen kommen. Nimmt andererseits die Friedenstruppe überhand, dann wird der Körper angriffsschwach, ist Infektionen schutzlos preisgegeben.
Bei der erworbenen Immunschwäche AIDS werden beispielsweise die aggressiven Helferzellen durch Viren zerstört. Die Folge sind Infektionen, die einem gesunden Menschen gewöhnlich nichts anhaben würden, die aber für geschwächte AIDS-Patienten den Tod bedeuten können.

Killerzellen: Lizenz zum Töten

Auf eigene Faust und unabhängig vom Generalstab patroullieren außerdem Einzelkämpfer durch den Körper, die für den Bedarfsfall – genau wie 007 James Bond – eine »Lizenz zum Töten« haben: die natürlichen Killerzellen. Ihre Aufgabe ist es, auf ihren Streifzügen jede auffällige Veränderung zu erkennen und, wenn nötig, sofort einzugreifen.
So vernichten sie beispielsweise Zellen, die von Viren befallen sind, Zellen, die sich krebsartig verändert haben, oder Zellen, die von aggressiven Molekültrümmern, genannten Freien Radikalen, verletzt worden sind. Sie räumen mit

allem auf, was dem Generalstab der Immunologie und dessen Spähern verborgen geblieben sein mag. Selbst wenn der Generalstab der T-Lymphozyten durch bestimmte Einflüsse stark geschwächt werden sollte, können Killerzellen noch über Jahre hinweg die Ordnung in unserem Körper aufrechterhalten.
Neben den beschriebenen Helferzellen und den Killerzellen sind auch die sogenannten Freßzellen (Makrophagen) in der Lage, Schädlinge und entartete Körperzellen auf eigene Faust zu vernichten.

Thymus und Milz: Die Ersatzreserve

Nur ein kleiner Teil der Abwehr-Armee ist ständig auf Patrouille in Blut und Lymphe: nämlich etwa fünf bis 15 Prozent. Der größte Teil der Immunzellen bildet eine Ersatzreserve. Sie finden in den sogenannten Heimorganen wie Thymus, Milz, Knochenmark, Lymphknoten, Mandeln, Blinddarm und Darm ihre Unterkunft. Von dort aus kann die Abwehr bei intaktem Alarmsystem jederzeit blitzschnell mobilisiert werden.

Fieber: Munition für die Abwehrtruppe

Wenn der Generalstab der Abwehr den geschilderten Einsatz kommandiert, kommt es zu einer Kettenreaktion von Abwehrmaßnahmen. Nehmen wir als Beispiel Grippeviren oder Erkältungsbakterien, die den Körper angreifen. Als erstes wird das Immunsystem in den Schleimhäuten von Nase und Mund alarmiert. Ein Heer von Freßzellen und Abwehrzellen schwärmt aus, um den Vernichtungsfeldzug zu führen. Gedächtniszellen er-

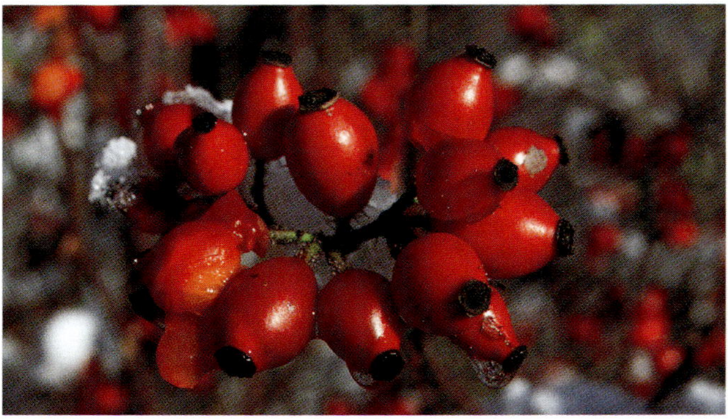

scheinen auf dem Schlachtfeld, um sich die besonderen Kennzeichen der Eindringlinge einzuprägen.
Die auf Vernichtung von Feinden spezialisierten Kämpfer wie Helferzellen, Freßzellen und natürliche Killerzellen stürzen sich auf die Eindringlinge und scheiden bestimmte Wirkstoffe aus, die beispielsweise die Durchblutung im Infektionsgebiet erhöhen oder Fieber als zusätzliche Munition gegen die hitzeempfindlichen Erreger erzeugen.

FRÜCHTE FÜR DAS IMMUNSYSTEM

Frucht	Wirkung
Äpfel	Erregerabwehr, Magengeschwüre, Atemwege
Aprikosen	Blutarmut, Depression, Mangelkrankheiten
Bananen	Nervensystem, Mineralstoffmangel
Birnen	Arthritis, Gicht, Rheuma, Blutdruck
Brombeeren	Halsschmerzen, Lunge, Magen-Darm-Trakt
Erdbeeren	Immunsteigerung, Rheuma, Harnsäureregulierung
Feigen	Darmtätigkeit, Nerven
Hagebutten	Infektionen, Immunabwehr, Blutstillung
Heidelbeeren	Magen-Darm-Störungen, Harnstoffsenkung
Himbeeren	Entschlackung
Johannisbeeren	Rheuma, Arthritis, Gicht, Appetitanregung
Kastanien	Erregerabwehr, Anämie, Kalkbildung der Knochen
Kirschen	Entschlackung, Arthritis, Nierenbeschwerden
Melonen	Gicht, Rheuma, Blutarmut
Orangen	Fieber, Magen-, Leber- und Darmbeschwerden
Pampelmusen	Entgiftung, Verdauung
Pfirsiche	Entwässerung, Drüsenanregung
Pflaumen	Verstopfung, Gicht, Rheuma, Nerven
Quitten	Bronchien, Darm
Rhabarber	Leberanregung, Entschlackung
Schwarze Johannisbeeren	Arthritis, Gicht, Rheuma, Entgiftung
Trauben	Entschlackung
Walnüsse	Immunanregung, Haut-, Schleimhaut- und Lymphknotenentzündung
Zitronen	Zahnfleischbluten, auszehrende Krankheiten

Das Fieber ist aber nicht nur in der Lage, die Feinde zu zerstören; es übt auch selbst einen Reiz auf das Immunsystem aus – mit dem Ziel, weitere neue Zellen zu bilden. Das Fieber dient auch dazu, die Überbleibsel der Abwehrschlacht und die dabei entstandenen Giftstoffe unschädlich zu machen und aus dem Körper zu leiten.
Zurück bleibt im Idealfall ein Immunsystem, das nach erfolgreicher Abwehr sogar stärker ist als zuvor, und das zudem die Daten der Angreifer sorgfältig gespeichert hat.
Im Alltag wird von vielen Patienten und Ärzten aber gleich zu Beginn der Erkrankung, also sofort nach Auftreten der ersten Fieberanzeichen, das Fieber mit Hilfe von Medikamenten gesenkt und darüber hinaus ein Antibiotikum verabreicht. Dadurch wird der Feind erst mal zerstört – sofern es sich um bakterielle Erreger handelt. Denn mit Viren muß die Abwehr sowieso alleine fertig werden.
Das Zerstören des Angreifers mit Hilfe von Medikamenten hat aber einen entscheidenden Nachteil: Das Abwehrsystem wird dadurch sozusagen arbeitslos. Ihm fehlt das wichtige Training. Eine eigentliche Abwehraktion findet ja gar nicht statt. Durch die keimtötende und fiebersenkende Therapie wird die entscheidende Tätigkeit der Abwehrzellen gelähmt. Die verabreichten Antibiotika verhindern aber nicht nur die Arbeit des Immunsystems und die Bildung wichtiger Abwehrstoffe wie Interferone, sie zerstören auch noch Millionen von harmlosen Bakterien, mit denen der Körper ansonsten friedlich zusammenlebt. So sterben Bakterien, die im Darm, in den Schleimhäuten und auf der Haut für die Gesundheit sogar dringend benötigt werden. Die Folge ist eine mangelhafte Abwehr von Pilzinfektionen und anderen Krankheitskeimen.

Hilfe bei Erkältungskrankheiten

Fieberhafter Infekt

Bei fieberhaften Infekten ist die Entgiftung Hauptziel der ärztlich verordneten und geleiteten Therapie. Fieber sollte bis 38,5 °C als therapeutisches Fieber belassen und nicht behandelt werden. Alle sonst angewandten Verfahren dienen der Entgiftung und Stützung der Immunabwehr:

- Darmentleerung (Einlauf, Agiolax, Agiocur)
- Kaltwasserwaschungen mit 1 – 2 Tropfen Pfefferminzöl
- Wadenwickel

- Echinacin (Madaus)
- Tees (Holunder, Weidenrinde, Lindenblüte)
- Epidemik Soluna (natürliche Fiebersenkung)
- Zufuhr von Vitamin- und Spurenelement-Coctails
- Schwarzkümmelöl 3 x 2 Kapseln / 3 x 2 Teelöffel.

Verläuft das Fieber trocken, mit Angstzuständen oder hohem Fieber, kann Aconitum D6 (50 Tropfen auf 1 Tasse Wasser) hilfreich sein. Belladonna wirkt bei starkem Schweißausbruch, bei zahnenden Säuglingen hilft Camomilla D8 oder D12. Ebenso Zahnungstropfen Escaditona Lösung. Bryonia D3 ist das Mittel bei Fieber mit erschöpfenden Durchfällen, Nachtschweiß und drückenden Schmerzen. China D2 bis D6 bei Fieber mit Erschöpfung und Durchfall und starkem Nachtschweiß.
Ebenso wirkungsvoll sind die Oligoplexe der Fa. Madaus. Grundsätzlich kann man Sulfur D6 bis D12 als Reaktionsmittel zusätzlich einsetzen – besonders bei wiederholt auftretendem Fieber und verschleppten Erkrankungen. Möglich ist auch eine Mischung aus Aconitum, Belladonna und Nux vomica in der D6-Form als grundsätzliches Mittel zur Behandlung fieberhafter Infekte.

Bei häufig wiederkehrendem Fieber sollte auf alle Fälle eine Darmsanierung durchgeführt werden und die lanzeitige Entgiftung des Körpers über eine Erhöhung der Immunaktivität mit Hilfe von Echinacin sichergestellt werden.
Während der Erkrankung empfehle ich als Getränke nur frisch gepreßte Säfte aus Obst, Gemüse und Rohsalaten mit reichlich Vitamin C-haltigem Saft aus frischen Zitronen und Orangen. Entscheidend ist daneben die Zufuhr essentieller Fettsäuren wie z.B. Schwarzkümmelöl. Während der Erkrankung werden nachts durchblutungsfördernde Brustwickel (z.B. Stas) angelegt. Zur Leberentgiftung werden Legalon und Schwedenbitter eingesetzt.

Halsschmerzen

Bei akut einsetzenden Halsschmerzen sollte sofort mit der Therapie begonnen werden. Für die örtliche Behandlung sind nachts Kneipp-Stau-Wickel um den Hals, Quark-Wickel, Zwiebel-Wickel und ähnliche Behandlungen wie bei Fieber angezeigt. Sofort sollte mit der Einnahme von hochdosiertem Echinacin in Kombination als Tee, Liquidum oder Kapsette begonnen werden. Zusätzlich helfen eine Darmentleerung zur Entgiftung sowie Gurgeln mit Salbei Extrakt. Bei immer wiederkehrenden Halsschmerzen wird neben Echinacin auch Ribomunyl und IRS 19-Spray eingesetzt. Zusätzlich hilft häufiges Gurgeln mit Aufgüssen von Kamille, Salbei, Pfefferminze und heißem Zitronensaft. Immunologisch wirksam ist Schwarzkümmelöl z.B. als Öl und in Form von Kapseln.

Ohrenschmerzen

Die wirkungsvollste Therapie bei Ohrenschmerzen ist die Neuraltherapie. Zusätzlich werden immunstimulierende Medikamente wie Echinacin eingesetzt, um die Abwehr im Hals-Nasen-Rachenraum zu erhöhen. Sehr wirksam sind auch Spülungen mit Öl in der Mundschleimhaut, hochdosierte Enzympräparate und eine direkte Immunstimulation über die Nasenschleimhaut mit immunologisch aktiven Tropfen, z.B. Conjunctisan B. Bei sehr hartnäckigen Erkrankungen empfiehlt sich ein kleines Kantharidenpflaster hinter dem Ohr. Öl aus angerösteten Knoblauchzehen wirkt stark bakterientötend.

Husten

Bei Entzündungen der oberen Luftwege beginnt die Behandlung mit entgiftenden Maßnahmen: mit Einläufen, ansteigenden Fußbädern, Brustwickeln, Heusackauflagen, Zwiebel- und Senf-Wickeln. Zur Entgiftung eignet sich zusätzlich Schwedenbitter. Es folgen immunstimulierende Maßnahmen, etwa eine Kombination konzentrierter Echinacin-Produkte von Madaus wie Echinacin Tee, Echinacin Liquidum und Echinacin Capsetten. Besonders wirksam erweisen sich zusätzlich Leinsamen-, Eibischwurzel-, Malven-, Huflattich- und Spitzwegerich-Tees. Bei allen Formen des Hustens ist die äußerliche Einreibung mit Salben und ätherischen Ölen unumgänglich (Azinat-Öl von Soluna, Stas-

Tip:

Bei chronischem Husten muß die Ursache immer ärztlich abgeklärt werden. Oft sind auch mechanische Ursachen, beispielsweise ein Druck auf die Luftröhre, die Hustenauslöser. Nicht selten täuscht ein allergisches Geschehen einen normalen Husten vor. Bei Husten sollte als Nachbehandlung immer die Gegensensibilisierung durchgeführt werden.

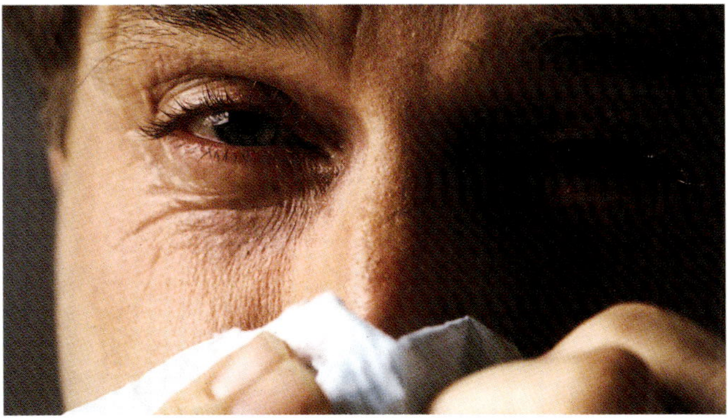

Brust-Wickel). Bei hartnäckigem Husten muß der Arzt ein individuelles Homöopathikum wählen. Für alle Krupp-ähnlichen Hustenerkrankungen und beim Krupp-Husten eignet sich eine Mischung nach folgendem Rezept:

- Hyoscyamus D4
- Spongia D3
- Kalium jodatum D4
- Epicacuana D4
- Cuprum metallicum D6

4 – 5 x täglich je 20 Tropfen, im akuten Stadium pro Stunde je 5 Tropfen

Schnupfen

Beim Schnupfen sollte mit einer Darmreinigung zur Entlastung des Immunsystems begonnen werden. Für die akute Behandlung des Schnupfens eignen sich Echinacin Madaus Liquidum, Tee, Capsetten, Dampfinhalationskuren mit Schwarzkümmelöl, Zinnkraut, Kamille, Salbei. Ferner Schwarzkümmelöl in der Dosierung von 3 x 2 Kapseln. Hilfreich sind Euphorbium Nasentropfen, Rapaco-Nasenspray. Zur Behandlung von Nasennebenhöhleninfektionen empfehle ich neben der Neuraltherapie Azinat-Öl von Soluna und Gelomyrtol. Conjunctisan B Augentropfen, in die Nase eingebracht, regen die Immunkraft der Schleimhaut des gesamten Hals-Nasen-Ohren-Bereiches an. IRS 19-Spray aktiviert die Abwehrzellen. Bei entzündlichen Begleiterscheinungen des Schnupfens eignet sich die äußerliche Anwendung von Ringelblumensalbe »Dr. Theiss« zur schnellen Abheilung. Als Basistherapie gegen den Schnupfen sollten hochdosierte Enzyme 3 x 3 bis 3 x 5 täglich eingenommen werden.

Wie sich Abwehrschwächen entwickeln

Abwehrschwächen entstehen gewöhnlich sehr langsam. Nur selten wird das Abwehrsystem innerhalb weniger Tage geschwächt, wie etwa durch Chemotherapie, radioaktive Bestrahlung oder starke Gifteinwirkung.

Viele Ursachen

Die Hauptursachen für die allmähliche Entwicklung zellulärer Abwehrschwächen sind Distreß, Identitätsverlust, Integrationskonflikte, Verlusterlebnisse, Aggressionshemmungen, psychosoziale Konflikte, zu dichte Wohnraumbesiedlung, Bewegungsmangel, falsche Ernährung, Medikamente, Strahlen, Mangelerkrankungen, Chemotherapie, Gifte und Schwermetalle. Durch falsche Lebensweise können im Laufe eines Lebens Immunschwächen erworben werden. Werden emotionale, hormonelle oder immunologische Werte über einen längeren Zeitraum permanent gestört, so wird sich zwangsläufig eine Krankheit entwickeln. Ob falsche Ernährung, seelische Belastung oder Medikamente: Eine ganze Reihe von Faktoren kann immunschädigend wirken:

- Tetrazykline rauben den wichtigsten Abwehrzellen die Orientierungs- und Bewegungsfähigkeit. Dann ist eine zielgerichtete, schnelle und wirksame Abwehr nicht mehr möglich.
- Anhaltender Distreß hat über eine Veränderung der Nebennierenfunktion einen direkten Einfluß auf die körpereigene Abwehr: Schnelligkeit und Flexibilität der Freßzellen nehmen ab.
- Bei einem Mangel an Kortison kommt es zu einer überschießenden Immunantwort: Diese äußert sich in Form von Allergien, Rheuma oder Multipler Sklerose.
- Falsche Ernährung und Bewegungsmangel führen zur Verschlackung des Grundgewebes, genannt Mesenchym. Dieses Zwischengewebe im Körper ist sozusagen der Umschlagplatz jeder immunologischen Reaktion.

Ist unser Immunsystem krankhaft verändert und haben sich bereits Krankheiten entwikkelt, ist eine Heilung nur über die Wiederherstellung eines gesunden und schlagkräftigen

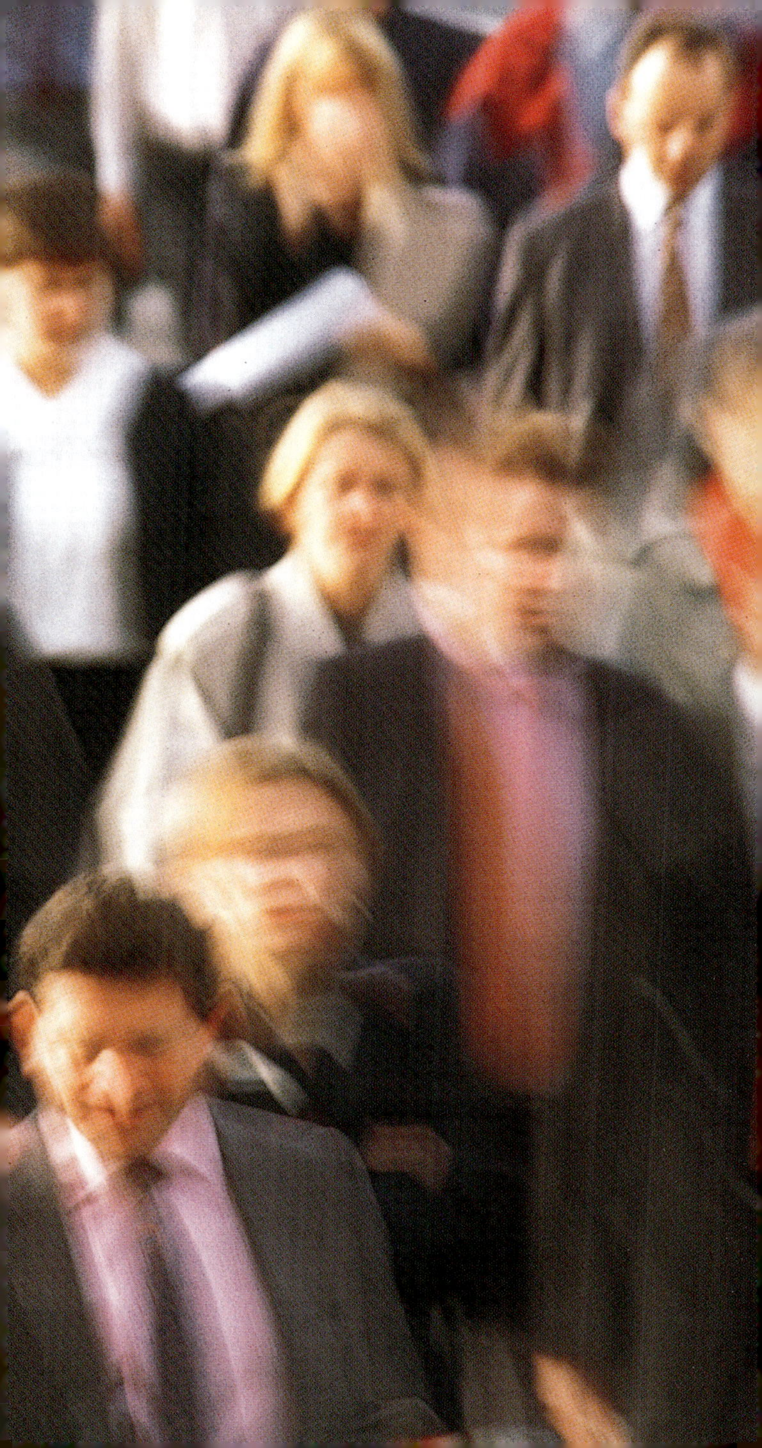

Vorsorgliche Selbstmedikation

Folgende Rezeptur beinhaltet die wichtigsten Vitamine und Spurenelemente, die für eine Aktivierung des Immunsystems notwendig sind. Es kommt auf die Kombination der einzelnen Stoffe an. Denn schwere chronische Erkrankungen entwickeln sich aus dem gleichzeitigen Mangel an Vitaminen und Spurenelementen.
Täglich einzunehmen:

- Vitamin-B-Komplex forte ratio Dragees,
  3 x 2 Dragees
- AE-Mulsin fortissimo,
  3 x 10 Tropfen
- D-Mulsin Emulsion,
  1 x 1 Tropfen
- Zinkorotat plus Tabletten,
  3 x 2 Tabletten
- Cefasel forte,
  3 x 1 Tabletten
- Enzym Dragees,
  3 x 3 Dragees
- Biomagnesin Lutschtabletten,
  3 x 2 bis 3 x 3 Lutschtabletten
- Calcimac Brausetabletten,
  1 x 1 Brausetabletten

Zusätzlich zu der Behandlung mit Vitaminen und Spurenelementen sollte eine orale Stimulation zur Immunaktivierung und Erhöhung der Aktivität der Freßzellen durchgeführt werden. Dafür ideal ist eine Kombination oder Auswahl aus:

- Echinachin Tee,
  3 – 4 x eine Tasse
- Echinacin Madaus Liquidum, 3 x 1,25 ml
- Echinacin Capsetten,
  3 – 4 x täglich 1 Pastille

Wählen Sie Ihre bevorzugte Darreichungsform!

Immunsystems möglich. Dabei wird vor allem die Fähigkeit des Immunsystems genutzt, auf äußere Reize mit einer Immunantwort zu reagieren. Setzt man solche Reize – etwa über die Mundschleimhaut, über die Vene, über die Haut oder über die Muskulatur – so wird das System aktiviert und dadurch regeneriert. Neue Abwehrzellen werden gebildet. Das führt nicht selten zur Normalisierung der Immunverhältnisse und damit auch zur Überwindung der Krankheit. Um einen dauerhaften Heilerfolg zu erzielen, müssen anschließend alle früheren Ursachen für den er-

worbenen Immundefekt mit Hilfe eines ganzheitsmedizinischen Therapiekonzeptes ausgeschaltet werden.
Für unser Immunsystem gilt eine Art Gleichgewicht des Schreckens. Wird der menschliche Körper nicht von einer genau ausgewogenen Zahl von Erkennungs-, Meldungs-, Killer- und Gedächtniszellen bewacht und verteidigt, ist er nahezu schutzlos dem Angriff von Viren, Bakterien, Giften und Pilzen ausgesetzt.
Andererseits sollten diese nützlichen Schutztruppen aber auch selbst nicht in der Überzahl sein. Denn eine Übermacht der aggressiven Helferzellen und eine Unterlegenheit der friedliebenden Suppressorzellen führt sozusagen zum selbstvernichtenden Bürgerkrieg: In diesem Fall richtet sich die Abwehr nämlich gegen den Zellstaat des eigenen Körpers.

Beseitigung gefährlicher Herde

Verborgene Infektionsherde können die Ursachen für Immunblockaden und Abwehrschwächen sein. Solche Herde können überall im Körper vorkommen. Jedes Organ, jedes Gewebe kann sich zum Herd entwickeln und auf das gesamte Organsystem einwirken. Herde streuen Gifte oder Bakterien in den ganzen Körper aus, wodurch sie beispielsweise allergische Reaktionen auslösen oder das Nervensystem, den Energiefluß und die Akupunkturmeridiane stören.
Herde können etwa an der Gallenblase, dem Blinddarm und den Organen des Beckens auftreten. Eine besonders starke Wirkung haben jedoch Herde im Kopfbereich. Häufig findet man welche im Bereich der Kiefer-, Neben- und Stirnhöhlen und der Mandeln. Bei sehr vielen Patienten liegen Zahnherde vor – auch

So verhindern Sie Abwehrschwächen:

- Entherdung
- Ernährungsumstellung
- Aktives und passives Training
- Ausleitung
- Darmsanierung (Symbioselenkung)
- Essentielle Fettsäuren
- Ergänzung von Vitaminen und Spurenelementen
- Seelische Führung und Angstauflösung
- Medikamente für das Immunsystem

solche, die überhaupt keine Beschwerden verursachen. Dabei kann es sich beispielsweise handeln um:

- Eingeklemmte, unnatürlich liegende Zähne
- Amalgamfüllungen, Legierungen mit Quecksilber, Gold oder Platin
- Zahnfleischtaschen
- Chronische Kieferknochenentzündungen
- Tote Zähne mit Wurzelresten
- Eiterherde mit Granulomen
- Wurzelbehandelte Zähne, deren Nerv abgetötet ist

Wenn die Immunkraft verpufft

Solche Herde können die gesamten Kräfte des Immunsystems auf sich ziehen und verbrauchen. Der restliche Organismus bleibt dann ohne Abwehrschutz. Selbst während einer Immuntherapie kann das aktivierte Abwehrsystem noch von solchen Herden gebunden werden. Dadurch können sich vorhandene Beschwerden womöglich sogar verschlimmern.
Anfällig für Immunstörungen durch Herde sind vor allem:

- ältere und geschwächte Menschen
- Patienten, die unter Streß stehen
- Menschen, die überarbeitet sind
- Personen, die an einer Erkrankung des Immunsystems leiden

Bei allen Immunschwächen und den als Folge auftretenden chronischen Krankheiten muß immer eine gezielte Herddiagnostik vorgenommen werden. Dem Nachweis verdächtiger Herde muß unbedingt deren gründliche Beseitigung folgen. Da hierbei Krisen auftreten können, sollte immer eine begleitende, entgiftende Therapie stattfinden.

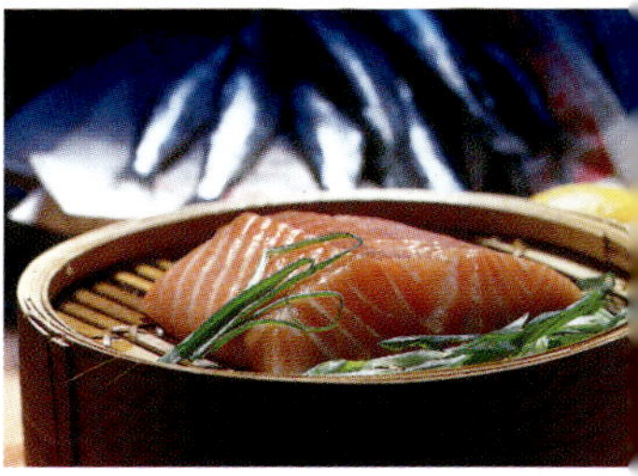

Fasten für eine starke Abwehr
Eine modifizierte Fastenzeit (völlig ohne Fleisch) wird zweimal jährlich eingelegt – einmal für drei und einmal für sechs Wochen.
In einer Sieben-Länder-Studie wurden die Eckdaten dieser Diät seit 1950 erarbeitet. Die Studie zeigte erstaunliche Ergebnisse:

- Mit der richtigen Ernährung ist eine mittlere Lebenserwartung von 103,7 Jahren erreichbar.

- Durch diese Ernährungsweise wird eine deutliche Senkung der Rate von Herz-/Kreislauferkrankungen, also von Arteriosklerose erzielt.
- Das Krebsrisiko sinkt deutlich, wenn sich die Menschen richtig ernähren.

Nahrung kann die Abwehr schwächen

Immer mehr Gifte geraten aus der Umwelt in Nahrung, Luft und Wasser und von hier aus in den biologischen Kreislauf des menschlichen Körpers. Hier reichern sie sich teilweise zu gefährlichen Konzentrationen an. Ablageplatz für solche Stoffe ist das Unterhautgewebe, das sogenannte Mesenchym, das alle Organe des Körpers durchzieht und als wichtiges Regulationssystem dient. Es ist das Muttergewebe aller Stütz- und Bindegewebe, der Muskulatur und der Blutzellen.

Durch eingelagerte Gifte, aber auch durch überhöhten Fleischkonsum, durch übermäßigen Verzehr von Weißmehlprodukten und Industriezucker wird das Mesenchym in seiner Funktion blockiert. Das kann die Abwehr des Körpers über längere Zeiträume stark beeinträchtigen.

Zur richtigen Ernährung gibt es jetzt neue Richtlinien, die insbesondere die Auswirkungen der Ernährung auf das Abwehrsystem berücksichtigen. Danach gilt:

- Entscheidende Bedeutung in einer immunologisch gesunden Ernährung haben essentielle Fettsäuren, gewonnen aus hochwertigem Olivenöl und Schwarzkümmelöl. Täglich sollten insgesamt 100 ml Öl verwendet werden.
- Wichtiger Bestandteil einer immunstärkenden Ernährungsform ist die Verwendung von Hülsenfrüchten jeder Art – Bohnen, Linsen oder Erbsen.
- Empfohlen wird der tägliche Verzehr von Obst, jeweils frisch nach der Saison, außerdem frisches Gemüse, insbesondere Portulak, der einen sehr hohen Anteil an Magnesium und Folsäure hat.
- Bevorzugt sollten Brotsorten gewählt werden, die aus grob gemahlenem Mehl und Mischkorn hergestellt sind.
- Ein- bis zweimal pro Woche gibt es Fisch, ansonsten wenig Fleisch – und wenn, dann bevorzugt Geflügel.

Achten Sie auf die Zufuhr wichtiger Vitalstoffe, die teilweise in unserer Ernährung nur unzureichend enthalten sind. Die nachfolgende Tabelle über den Vitamin- und Mineraliengehalt verschiedener Lebensmittel gibt Ihnen Orientierung für Ihre Ernährung.

VITAMINE UND MINERALIEN FÜR DAS IMMUNSYSTEM

Vitamin	Vorkommen	Wirkung
Vitamin A	Alle grünen Pflanzen, gelbes Gemüse, Linsen, Karotten, Kartoffeln, Zwiebeln, Knoblauch, Pilze, Getreide, Früchte	stimuliert die Abwehr, wirkt als Radikalfänger, reguliert den Säure-Basen-Haushalt, regt die Hirnanhangsdrüse und die Geschlechtsdrüsen an, ist wichtig für den Aufbau von Knochen, Knorpel, Nägeln, Haaren, Haut, Schleimhäuten und Blutgefäßen
Vitamin B1	Hülle von Weizen und Reis, Nüsse, Erdnüsse, Hülsenfrüchte	fördert die Enzymaktivität und Aufnahme von Sauerstoff, stabilisiert das Nervensystem
Vitamin B2	In allen Pflanzen, vor allem in den Blättern, in Datteln	wichtig für den Aufbau und die Atmung der Haut
Folsäure	Milch, Leber, grüne Blätter (z.B. Spinat)	Zellaufbau, Blutbildung
Vitamin B5	Soja, Kleie, Getreide, Kohl	Neubildung von Zellen der Leber, der Haut, der Schleimhäute, der Nägel und Haare
Vitamin B6	Alle Grünpflanzen	Herstellung des Blutfarbstoffes Hämoglobin, wichtig für die Sauerstoffversorgung
Vitamin B12	Weizenkeime, Vollkornreis, gekeimte Gerste, alle frischen Pflanzen	gegen Blutarmut, herzstärkend, wichtig für den Aufbau des Nervensystems
Vitamin C	Zitronen, Orangen, Mandarinen, Tomaten, Paprikaschoten, Rotkohl, Kresse, Salat, Kerbel, Meerrettich, grüner Salat, Gewürzpflanzen, Zwiebeln, Radieschen	wichtig für die Verdauung, den Muskelaufbau, stärkt Gewebe, regt die Nebenniere und die Hirnanhangsdrüse an, verhindert Arteriosklerose, Zahnausfall und Zahnfleischbluten
Vitamin D	Öl, in frischen Pflanzen	verhütet Muskelschwund, Rachitis, ist wichtig für den Aufbau von Knochen- und Knorpelgewebe, gegen Zahnfäule, regt die Nebenschilddrüse an
Vitamin E	Weizenkeime, Vollkornmehl, grüne Pflanzen (Kresse, Spinat, Lattich), pflanzliche Öle	wirkt als Radikalfänger, als Fruchtbarkeitsvitamin und stärkt die Potenz
Vitamin K	Tomaten, Orangen, grünes Gemüse, Spinat, Kohl, Blumenkohl, Karotten	reguliert die Blutgerinnung, hilft bei Bluterkrankungen, Blutarmut, Gerinnungsstörungen
Vitamin P	grünes Gemüse, Getreide, Buchweizen, Früchte	heilt Schwellungen, Blutergüsse, behebt Durchblutungsstörungen der Netzhaut

VITAMINE UND MINERALIEN FÜR DAS IMMUNSYSTEM

Mineral	Vorkommen	Wirkung
Brom	Äpfel, Rhabarber, Melonen, Erdbeeren, Feigen, Trauben, Zwiebeln, Karotten, Artischocken, Zuckerrüben, Lauch, Knoblauch, Kohl, Sellerie, weiße Rüben, Spargel, Pilze	Nervenberuhigung, ruhiger Schlaf
Kalzium	weiße Rüben, Karotten, Kartoffeln, frische Erbsen, frische Bohnen, Linsen, Zwiebeln, Spinat, Trauben, Erdbeeren, Getreide, Lauch, Lattich, Sellerie, Mandel, Haselnüsse	Aufbau von Knochen, Sehnen, grauer Gehirnmasse, wichtig bei Krebs
Chlor	Datteln, Walnüsse, Haselnüsse, Mandeln, grüne Bohnen, Getreide	Bildung von Knochen, Zähnen, Sehnen
Kupfer	Mandeln, Walnüsse, Haselnüsse, Weizen, Zuckerrüben, Karotten, Spargel, Mais, Gerste, weiße Rüben, Schwarzwurzeln, Zwiebeln, Spinat, Blumenkohl, Champignons, Orangen, Äpfel, Trauben, Kirschen, Birnen	Blutbildung
Eisen	Weizen, Weizenkeime, Hafer, Lattich, Kohl, Lauch, Spargel, Mais, Reis, Roggen, Gerste, Kresse, Zwiebeln, Linsen, Karotten, Erbsen, Kartoffeln, Bohnen, grüner Chicorée, Mandeln, Nüsse, Kastanien, Pflaumen, Kirschen, Erdbeeren, Orangen, Birnen, Himbeeren, Äpfel, Pfirsiche	Blutbildung, Wachstumsstörungen, Schwäche, Erschöpfung, während der Stillzeit

VITAMINE UND MINERALIEN FÜR DAS IMMUNSYSTEM

Mineral	Vorkommen	Wirkung
Fluor	Weizen, Reis, Trauben, Aprikosen, Kartoffeln, Tomaten, Gerste, Spargel, Rettich, Weizenkleie	Aufbau der Knochen und Zähne
Jod	Algen, Kresse, Knoblauch, Spargel, Lauch, Kohl, Lattich, Rettich, weiße Rüben, grüne Bohnen, Reis, Artischocken, Birnen, Erdbeeren, Tomaten, Trauben, Zwiebeln	immunstimulierend, wichtig für Schilddrüse und Lymphknoten, stoffwechselaktivierend, gegen Fettleibigkeit
Magnesium	Datteln, Kastanien, Walnüsse, Haselnüsse, Mandeln, Aprikosen, Orangen, Kirschen, Spinat, Pfirsiche, Hafer, Vollreis, Weizen, Gerste, Bohnen, Karotten, Zuckerrüben	Aufbau des Knochengerüstes, stärkt das Nervensystem, regt den Darm an, hilft bei Nervenleiden und bei Krebs
Phosphor	Weizenkeime, Hafer, Mais, Gerste, Erbsen, Artischocken, Zichorie, Gurken, Zwiebeln, Linsen, Spinat, Kohl, Champignons, Lattich, Tomaten, Trauben, Erdbeeren, Himbeeren, Pflaumen, Kastanien, Haselnüsse, Walnüsse	fördert Kalziumeinbau im Knochen, wichtig für die Bildung von Nerven und Immunzellen
Mangan	Spargel, Spinat, Weizen, Reis, Mais, Lattich, Champignons, Kohl, Löwenzahn, Sellerie, Zuckerrüben, Zwiebeln, Karotten, Zichorie, Kartoffeln, Kresse, Erbsen, Kirschen, Orangen, Datteln, Aprikosen, Trauben, Nüsse, Äpfel	stimuliert die Hirnanhangsdrüse, wirkt belebend auf Leber, Niere, Knochen und Haut
Nickel	Champignons, Kohl, Spinat, Lattich, Buchweizen, Vollkornreis, Weizen, Kleie und Keimlinge, Tomaten, Kresse, Zwiebeln, Karotten, Mais, Bohnen, Kartoffeln, Feigen, Birnen, Pflaumen, Aprikosen, Kirschen, Trauben	regt die Bauchspeicheldrüse an, wirksam bei Zuckerkrankheit

VITAMINE UND MINERALIEN FÜR DAS IMMUNSYSTEM

Mineral	Vorkommen	Wirkung
Kalium	Weizenkeime	reguliert Verdauung, fördert Bildung der Blutzellen, kräftigt Muskeln und Drüsen
Pottasche (Kaliumkarbonat)	Erbsen, Bohnen, Linsen, Gerste, Kartoffeln, Zwiebeln, Karotten, Spinat, Kohl, Lattich, Lauch, Sellerie, Champignon, Weizen, Hafer, Trauben, Aprikosen, Kirschen, Birnen, Pflaumen, Johannisbeeren, Erdbeeren, Datteln, Haselnüsse, Äpfel, Pfirsiche	einigt die Speisewege, regt Muskeln und Drüsen an
Silizium	Äpfel, Erdbeeren, Aprikosen, Getreidekleie, Knoblauch, Blumenkohl, Schnittlauch, Bohnen, Erbsen, Schalotten	Aufbau der Knochen, Zähne, Sehnen, Nägel, Haare und Haut
Natrium	Weizen, Hafer, Kohl, Lauch, Lattich, Gerste, Bohnen, Erbsen, Linsen, Spinat, Zwiebeln, Karotten, Äpfel	fördert die Verdauung
Schwefel	Kohl, Knoblauch, Lauch, Rettich, Mais, grüne Bohnen, Gurken, Kresse, Gerste, Weizen, Reis, Kartoffeln, Mandeln, Haselnüsse, Kastanien, Kirschen, Erdbeeren, Orangen, Aprikosen, Birnen, Datteln	wichtig für den Knochenaufbau, für Haut, Haar, Gelenke
Zink	Weizen, Mais, Kohl, Pfirsiche, Gerste, Orangen, Tomaten, Lattich, Spinat, Champignons, Zuckerrüben, Karotten	wichtig für den Aufbau der Immunzellen und der roten Blutkörperchen, Wirkung auf die männlichen Geschlechtsdrüsen
Pektin	Äpfel, Birnen, Trauben, schwarze Johannisbeeren	Zellneubildung, Blutgerinnung, Verdauung
Selen	Steinpilze, Heringe, Thunfisch, Hummer, Weizenkeime, Paranüsse, Sardinen, Schweineleber, Weizen, Reis, Lachs weiße Bohnen, Erdnüsse, Weizenbier, Rosenkohl, Sojabohnen, Kartoffeln	Schutz vor Krebs und Herzinfarkt, blutverflüssigend, entgiftend Schwermetalle, verbessert Sehfähigkeit, verhütet Karies

Psychische Einflüsse

Unser Immunsystem kann auch durch psychische Einflüsse wie Streß, Identitätsverlust, Integrationskonflikte, Verlusterlebnisse, Aggressionshemmungen oder psychosoziale Konflikte erheblich gestört und sogar vollkommen blockiert werden.

Seelische Not

Besteht eine seelische Not über längere Zeit, wird sich zwangsläufig eine Immunschwäche ausbilden, die zur Entwicklung jeder denkbaren Krankheit führen kann.
In meinem eigenen immunologischen Labor konnte ich bei Patienten mit hoher seelischer Belastung nach Verlusterlebnissen, bei Depression oder bei starkem Streß am Arbeitsplatz eine dadurch hervorgerufene, erhebliche Schwäche der zellulären Abwehr konkret nachweisen: Die Zahl der Helfer- und Killerzellen zeigt sich deutlich vermindert. Und auch der Generalstab der Körperabwehr, die Thymozyten, nehmen zahlenmäßig ab. So kann sich in Zeiten hoher psychischer Belastung eine Abwehrschwäche mit der Folge chronischer und lebensbedrohlicher Krankheiten entwickeln.

Schlechte Wohnsituation

Welche enorme Bedeutung seelische und soziale Faktoren für das Immunsystem haben, zeigt eine Studie, die mit Ratten gemacht wurde: In zwei Käfigen wurden unterschiedlich viele Tiere gehalten. Sie hatten alles, was das Herz begehrt: Futter, Wasser, Partnerschaft. Der Unterschied: in dem einen Käfig lebten vier Tiere, in dem zweiten zwölf.

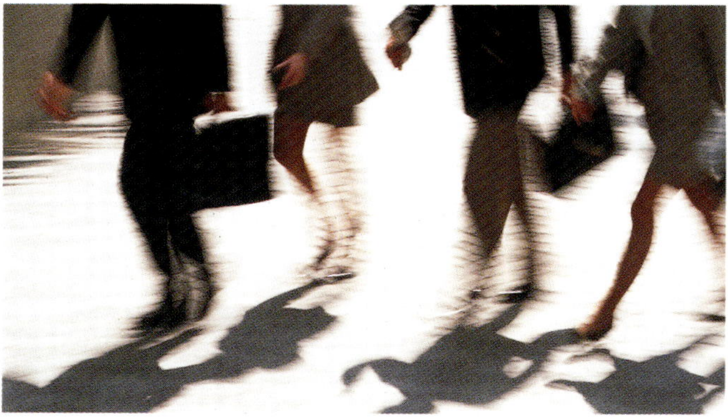

Als die soziale Anpassung in beiden Käfigen abgeschlossen war, wurde ein Tier aus dem Viererkäfig zu den zwölf Ratten in dem zweiten Käfig gesetzt. Bereits nach wenigen Stunden machte diese Ratte einen kranken Eindruck, sie zog sich in eine Ecke zurück, bekam Haarausfall und Hautekzeme sowie Verdauungsstörungen. Nach vier Tagen starb das Tier.
Bei der Sektion wurden Nebennieren festgestellt, die im Vergleich zu einer gesunden Ratte um das Vierfache vergrößert waren – jene Drüsen, die das Streßhormon Kortison erzeugen. Die Zählung der Abwehrzellen wies eine totale Immunschwäche nach, ähnlich wie bei AIDS-Patienten in der Endphase.
Nach dem Verlust der gewohnten Umgebung, durch die beengten Lebensverhältnisse und die soziale Gegnerschaft im zweiten Käfig war das Tier so stark unter Distreß geraten, daß es schließlich an einer banalen Infektion starb. Ein schwerwiegender Hinweis darauf, daß auch beim Menschen unausweichliche psychische und soziale Konflikte, beengte Wohnraumverhältnisse und Verlusterlebnisse eine nicht mehr beherrschbare Schädigung im Immunsystem hevorrufen können.

Gefährlicher Streß

Schädigender Streß, auch Distreß genannt, entsteht durch Situationen, denen der Mensch nicht ausweichen kann. Zum Beispiel nach dem Verlust einer geliebten Person, durch ständige berufliche Überforderung, bei Verlust des Arbeitsplatzes oder der Heimat. Diese Art von Streß führt zur Verschlimmerung fast aller Krankheiten.

Risikofaktoren für Abwehrschwäche

- Angst, Bedrohung, Unterdrückung
- Gefühl der permanenten Überlastung
- Hoffnungslosigkeit
- andauernde Konflikte
- dauernder Kummer, Ärger, Verdruß
- Sexualprobleme
- soziale Not
- soziale Unterdrückung

Alle seelischen Vorgänge werden im Gehirn nämlich in eine Erregung des vegetativen Nervensystems umgesetzt. Unter Streß sorgt der Sympathikus, auch »Kampfnerv« genannt, für erhöhte Aktivität, wie sie beispielsweise für Kampf oder Flucht nötig wäre: Der Blutdruck steigt, die Herzfrequenz erhöht sich. Wenn aber diese

bereitgestellte Aktivität nicht abgerufen und abreagiert wird, lenkt der erregte Organismus seine Aggressivität nach innen. Als Folge können erhöhter Blutdruck, Kreislaufstörungen, innere Unruhe oder Konzentrationsschwäche auftreten.
Auch im seelischen Bereich führt Streß zu erheblichen Belastungen. Denn alle Situationen, denen wir uns nicht gewachsen fühlen, lösen Streßreaktionen wie Ärger, Trauer, Hilfslosigkeit und Ohnmacht aus. Auf Dauer führen solche Belastungen zu Angststörungen und Depression. Heutzutage steht immer häufiger unser anerzogenes, kulturelles Verhalten dem gesunden Abreagieren der Streßantwort entgegen. Es wird immer schwieriger, wirkliche Erfolgserlebnisse zu haben. Wir können nicht einfach hingehen und unsere Gegner – Mann gegen Mann – im Kampf besiegen.Natürliche Reaktionen wie Wut oder Empörung sind mehr gesellschaftsfähig. Der Mensch darf nicht seine Gefühle zeigen. So werden diese zum Risiko – für ihn und sein Immunsystem.

Verlust der Identität

Die Entwicklung der eingenen Persönlichkeit und die Bestimmung des eigenen Standorts in der Welt gehörten schon immer zu den schwierigsten Etappen des Reifungsprozesses. Aber diese Selbstfindung wird in unserer heutigen Zeit zum großen Problem, insbesondere für die jüngeren Menschen. Wie sollen sie sich auch identifizieren mit einer Welt, die fast nur noch aus Nachrichten über Kriegsgreuel, Mord, Mißhandlung und Mißbrauch von Kindern besteht? Wie sollen sie eine so negativ erscheinende Gesellschaft in ein wünschenswert positives Weltbild integrieren? Auch aus dieser permanenten Konfliktsituation entstehen andauernde Distreß-Situationen, die zu meßbaren negativen Impulsen auf die körpereigene Abwehr führen.

Umgang mit der Trauer

»Depression ist das Tor zum Tod, Trauer ist das Tor zum Leben«, heißt ein Satz, der eines der großen Probleme unserer Zeit umreißt: Die Unfähigkeit der meisten Menschen, zu trauern. Eine angemessene Auseinandersetzung mit dem Thema Tod – in den meisten Religionen ein wichtiger Bestandteil der Glaubensausübung – ist für viele Menschen heute nicht mehr selbstverständlich. Der Verlust geliebter Menschen stürzt sie in seelische Abgründe. Verena Kast, eine Schülerin des Psychoanalytikers C.G. Jung, hat aufgezeigt, daß Verluste zu schweren körperlichen Störungen führen, wenn sie nicht auf die richtige Weise und ausführlich durch Trauer beantwortet werden. Diese Erkenntnis wird gestützt durch Ergebnisse einer 1984 erarbeiteten amerikanischen Studie. Danach bekamen Frauen in 84 Prozent der Fälle eine Brustkrebserkrankung, nachdem sie mehr als zwei persönliche Verlusterlebnisse durchgemacht hatten.

Was im Essen krank macht

- hoher Anteil tierischer Fette
- denaturierte Nahrungsmittel
- mangelhafter Nährstoffgehalt
- Ballaststoffmangel
- erhöhter Kochsalzverbrauch
- Genußmittelmißbrauch
- Giftstoffe in Nahrungsmitteln
- Mangel an lebenswichtigen Fettsäuren.

Falsche Ernährung

Wir leiden Mangel im Überfluß – so könnte man unsere heutige Ernährungsweise charakterisieren. Wir essen, als seien wir ein Volk von Schwerstarbeitern: viel Fett, viel Eiweiß, aber zu wenig Kohlenhydrate und Ballaststoffe. Fest steht, daß unser Wohlleben seine großen Schattenseiten hat.

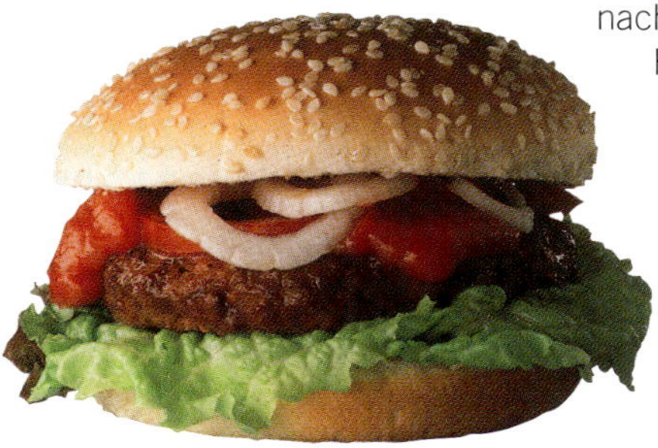

In Zeiten der Armut jedenfalls traten viele chronische Krankheiten überhaupt nicht auf. Sogenannte Wohlstandskrankheiten wie Diabetes, Herzinfarkt oder Rheuma kommen bei Naturvölkern mit aktiver Lebensweise und gesunder Ernährung so gut wie nie vor. Japanische Frauen haben früher kaum Brustkrebs gekannt. Das änderte sich, nachdem mehrere tausend Frauen nach dem Zweiten Weltkrieg in westliche Industrieländer umgesiedelt wurden: Prompt stieg mit der Umstellung der Ernährung auch das Brustkrebsrisiko auf über 40 Prozent an.

Störfälle im Abwehrsystem

Neue Untersuchungen haben gezeigt, daß etwa 85 Prozent aller chronisch Kranken ein mangelhaftes Immunsystem haben. Deshalb sind in den letzten Jahren die Therapieerfolge bei chronischen Erkrankungen auch besorgniserregend zurückgegangen. Denn nur bei intaktem Immunsystem lassen sich Krankheiten wirklich erfolgreich behandeln.

Normalerweise müßte der menschliche Organismus jede Infektion aus eigener Kraft beheben können. Daß viele Menschen dies heute aber nicht einmal mehr mit Hilfe von Medikamenten schaffen können, ist ein alarmierendes Zeichen.

Treiben wir alle nun einem immunologischen Chaos entgegen? Fallen wir unausweichlich den chronischen Krankheiten und dem damit verbundenen langen, leidensvollen Siechtum anheim?

Schwere Störungen

Glücklicherweise ist dies nicht der Fall. Denn wir sind mittlerweile in der Lage, mit modernen Therapieverfahren die chronischen Krankheiten in bis zu 85 Prozent der Fälle auszuheilen. Und zwar, indem die Störungen des Abwehrsystems durch Behandlung gezielt behoben werden.

Drei Gruppen von schweren Störungen sind es, die im menschlichen Abwehrsystem auftreten:

Der allzu schwache Zellstaat

Als Folge einer allgemeinen Schwächung ist die Abwehrtruppe dem Gegner nicht mehr gewachsen. Feindliche Keime, Bakterien, Pilze oder Viren breiten sich ungehindert aus und schädigen oder zerstören den allzu schwachen Zellstaat des menschlichen Körpers.

Die Folgen sind: Ausbreitung von Infektionskrankheiten, häufig wiederkehrende Infekte in kurzen zeitlichen Abständen, ungeklärte Erkrankungen des Magen-Darm-Traktes, hartnäckige Pilzinfektionen, Hautausschläge ohne ersichtlichen Grund, Virusinfektionen, Krebs und Herpes. Beim nahezu völligen Zusammenbruch des Abwehrsystems als Folge einer Virusinfektion spricht man von einer erworbenen Immunschwäche oder vom *Aquired Immune Deficiency Syndrome*, abgekürzt AIDS.

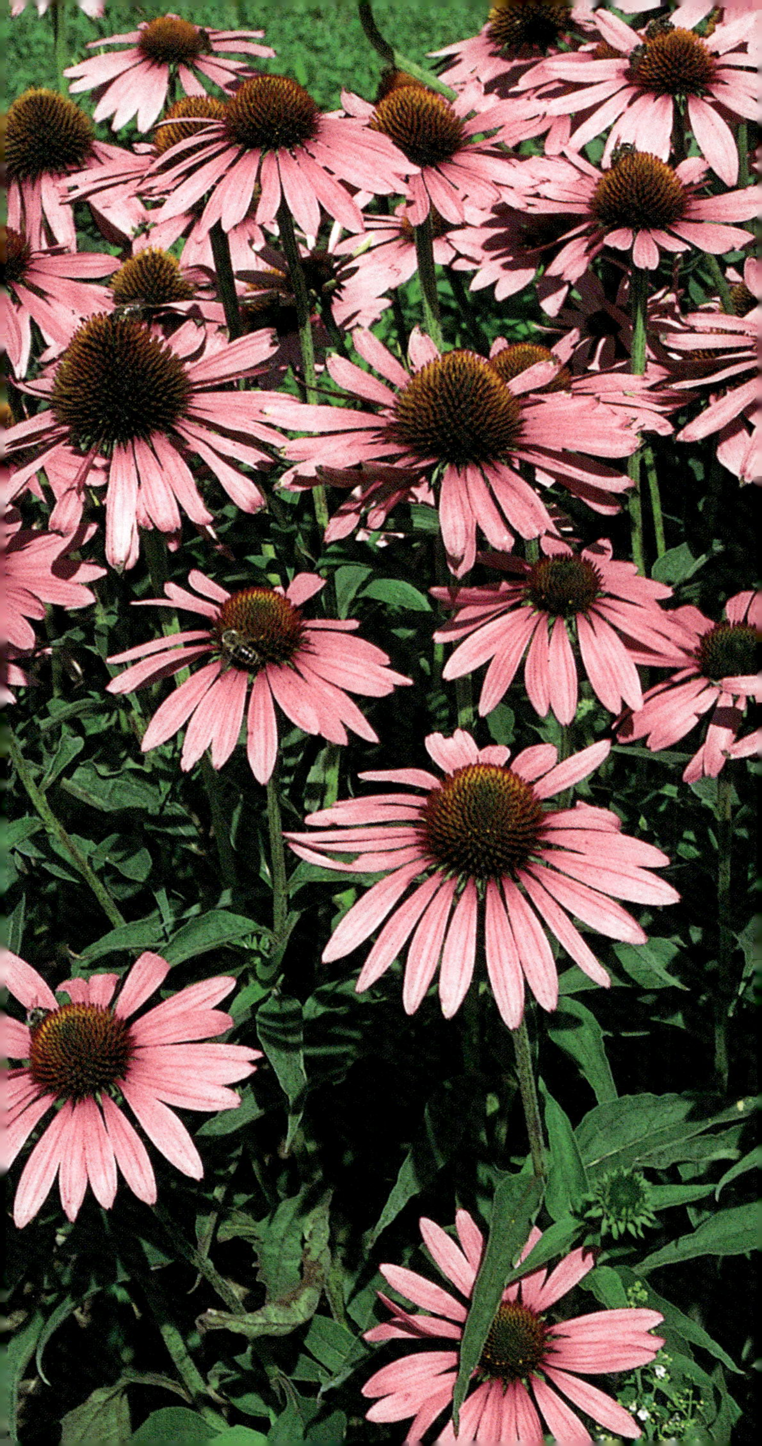

Die überstarke Abwehrtruppe

Es kommt bei dieser Form der Störung zu einer zahlenmäßigen Abnahme und Unterlegenheit der *Friedenstruppe*, also der Kontrollmechanismen des Immunsystems, die in einem gesunden Organismus unter anderem das Überhandnehmen der Killerzellen und die unkontrollierte Tätigkeit der aggressiven Helferzellen verhindern müssen. Der Organismus verwandelt sich dann in eine Art Polizeistaat. Die Abwehrzellen richten sich gegen das eigene Staatswesen, sie bekämpfen und zerstören, was sie eigentlich schützen sollen. Wir sprechen dann medizinisch von einer überschießenden oder autoaggressiven Immunreaktion. Die Folgen können z.B. sein: Rheuma, Morbus Bechterew, Leukämie, Lungenfibrose, Nierenerkrankungen, Multiple Sklerose, Gefäßentzündung, Epilepsie, Allergien und – wie neuerdings beobachtet – auch Diabetes mellitus.

Die Übermacht der Friedenstruppe

Bei dieser Störung könnte man, um im Bild vom Staatsgefüge zu bleiben, vom totalen Ohnmachtstaat sprechen. Die Abwehrtruppe ist insgesamt stark dezimiert, der Zellstaat also weitgehend schutzlos. Zusätzlich ist hier aber die Friedenstruppe, die eigentlich nur die aggressiven Abwehrzellen in Schach halten soll, zur absoluten Übermacht gelangt. So sind der ohnehin geschwächten Körperpolizei die Hände total gebunden. Ein Organismus, in dem ein solcher Zustand herrscht, ist verständlicherweise für eindringende Krankheitskeime eine wehrlose Beute.
Gefährliche Folgen: Wenige Zellen, die bösartig verändert sind, bisher aber den Organismus nicht belastet haben, können nun völlig unkontrolliert wachsen und sich vermehren – also im schlimmsten Fall Krebs erzeugen.

Nach diesen Beispielen wird um so verständlicher, wie wichtig Verfahren sind, mit deren Hilfe gestörte Immunsysteme korrigiert werden können.

Therapieformen

Therapie 1

Pflanzliche Immunstimulatoren

Die am besten erforschte immunologische Substanz ist der Extrakt aus Echinacin, also der Preßsaft aus dem Purpur-Sonnenhut (s. Abb. S.45). Dank der fundierten Forschung des Pharmaunternehmens Madaus ist diese Pflanze als das

zentrale Symbol immunologischer Wirkung anzusehen. Echinacin wirkt insbesondere auf die wichtigen Abwehrzellen, nämlich die Thymozyten, also auf den Generalstab der Immunologie, sowie auf die Helferzellen, die Freßzellen und die Killerzellen. Außerdem wird durch die erhöhte Immunaktivität auch eine permanente Entgiftung und Entschlackung des menschlichen Körpers bewirkt.
Infolgedessen kann die Immunantwort flexibler und schneller erfolgen.
Durch kontrollierten Anbau des Sonnenhutes kann die Firma Madaus mittlerweile eine stets gleichbleibende Konzentration der immunologisch wirksamen Substanzen dieser Pflanze garantieren. Weil hierdurch eine exakte Dosierung möglich wird, ist der gezielte Einsatz zur Prävention und zur Therapie in der täglichen Praxis ein großer Gewinn für die schadfreie Therapie.
In Studien zeigte sich, daß mit den unterschiedlichen Darreichungsformen von Echinacin sehr gute Ergebnisse erzielt wurden. Dabei wurde auch klar, daß das Präparat sehr gut bei Erkältungskrankheiten wirkt – daß es aber auch darüber hinaus wirkungsvoll einsetzbar ist.

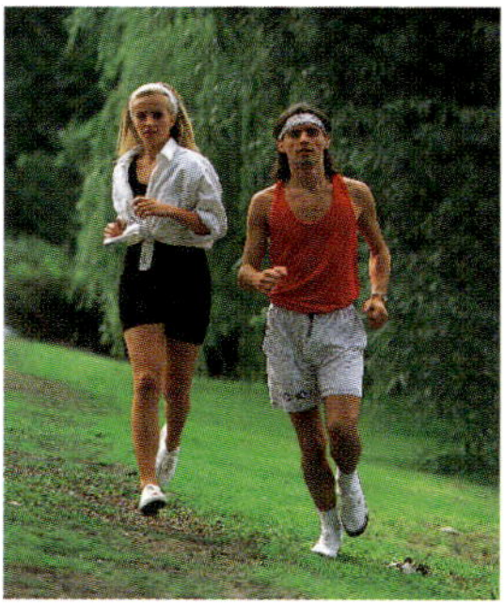

- Bei Erkältungskrankheiten war Echinacin in mehr als 60 Prozent der Fälle in der Lage, das Krankheitsbild positiv zu beeinflussen.
- Durch vorbeugende Anwendung von Echinacin konnte der Ausbruch von Erkältungen verhindert werden.
- Echinacin hat darüber hinaus bei jeder Form der chronischen Erkrankung eine Anwendungsberechtigung.

Eine weitere Studie zeigte bei zwei Hochleistungssportlern, nämlich bei dem Tour-de-France-Rennfahrer Jan Ulrich und dem Profi-Tennisspieler Charlie Steeb, daß Echinacin auch bei sportlicher Höchstleistung das Immunsystem moduliert. Die Behandlung führte nicht nur zur Verhinderung von Infekten in der harten Trainingsvorbereitungs- und Kampfphase, sondern auch insgesamt zu einer Verbesserung der gesamten Abwehr, was sich in verstärkter Leistungsfähigkeit bemerkbar machte.

Therapie 2

Spritze für die Abwehr

Bei Immundefekten oder chronischen Krankheiten muß das Abwehrsystem gezielt mit Medikamenten beeinflußt werden. Nach der Diagnostik zur Einschätzung des Immunschadens kann anhand der gewonnenen Werte das richtige Therapeutikum entsprechend ausgewählt werden. Hier das meiner Ansicht nach beste – seit langem bewährte – Therapiekonzept:

Die einfachsten und ältesten Immuntherapien sind die Eigenharn- und Eigenblutbehandlung. Dabei wird das Immunsystem durch Einspritzung von sterilem Eigenblut oder Urin gereizt. Dadurch wird der Körper gezwungen, sich mit (inaktivierten) Krankheitserregern auseinanderzusetzen, die zuvor im Urin oder Blut vorhanden waren. So kann er die körpereigene Abwehr gezielt gegen den akuten Krankheitserreger aufbauen. Ähnlich funktioniert die sogenannte Gegensensibilisierung. Hierbei werden aus Blut oder Urin Abwehrstoffe hergestellt, die anschließend verdünnt eingenommen werden. Sie können beispielsweise an der Mundschleimhaut die Abwehrzellen aktivieren und ihnen die nötigen Informationen über die eingedrungenen Erreger vermitteln.

Wichtige Präparate für das Immunsystem

Agiocur: Pflanzliches Ballaststoffpräparat, wichtiges Mittel zur Entgiftung und Stabilisierung des Darmes, zur Behandlung von Stuhlunregelmäßigkeiten. Anzuwenden vor, während und nach Immuntherapien.

Agiolax: Pflanzliches Abführmittel zur Reinigung des Darmes und zur Entgiftung des Körpers. Zur Entlastung der Immunabwehr empfiehlt sich eine kurmäßige Anwendung mehrmals pro Jahr.

Echinacin Madaus (Ampullen, Capsetten, Instant-Tee, Liquidum, Salbe):
Am besten erforschtes Immuntherapeutikum zur schadfreien Therapie insbesondere bei Infekten im Hals-Nasen-Ohrenbereich, der Lunge sowie im Blasenbereich. Geeignet zur Stabilisierung der Immunabwehr bei chronischen Erkrankungen. Bedeutung hat Echinacin auch in der Vorsorgemedizin zur Verhinderung von Immundefekten. Kurmäßige Anwendung mehrmals pro Jahr sinnvoll.

Wichtige Präparate für das Immunsystem

Legalon 70/140 (Suspension, SIL):

Bewährter Extrakt aus Mariendistel zur Entgiftung der Leber. Ratsam ist eine mehrwöchige Leberentgiftungskur mit Legalon mehrmals pro Jahr und bei allen immunologischen Therapiekonzepten. Legalon ist ideal geeignet zum Ausleiten und Entgiften über die Leber. Langzeitanwendung sinnvoll.

Oligoplexe Madaus:

Komplexhomöopathische und phytopharmakologische Mischungen, jeweils dem Krankheitsbild angepaßt und ideal geeignet zur Selbstmedikation mit hohen Erfolgsquoten.

Schwarzkümmelöl Kapseln, Öl, Samen (z.B.»Immerfit«):

Lebenswichtige Mischung aus hochwertigen essentiellen Fettsäuren zur Immunharmonisierung als Nahrungsergänzungsmittel bei Mangelzuständen. Besonders wirksam beim gesamten allergischen Symptomenkomplex.

Phlogenzym-Dragees:

Enzymkomplex zur Entgiftung, Entschlackung und zur Spaltung von Immunkomplexen. Kurmäßige Anwendung mehrfach pro Jahr sinnvoll. Enzyme sind als Basistherapie jeder immunologischen Behandlung und bei chronischen Erkrankungen angezeigt.

Multivitamine Lutschtabletten (z.B. »Immerfit«):

Kombination aus immunologisch wichtigen Vitaminen und Spurenelementen. Auch zur Revitalisierung von Haaren, Haut, Nägeln und zur Begleitung von Immuntherapien.

Urvital Mumijo (Tabletten):

Alte Formel aus einem großen Spektrum immunologisch sehr wichtiger Vitamine und Spurenelemente. Zur Basistherapie, jedoch auch Langzeittherapie und Substitution elementarer Grundstoffe.

Colibiogen (Ampullen, Tropfen):

Immuntherapeutikum zur Stabilisierung der natürlichen Darmflora und bedeutend als direktes Immuntherapeutikum zur Verbesserung der eigenen Abwehr.

Wichtige Präparate für das Immunsystem

Ribomunyl (Ampullen, Tabletten):

Kombination aus Grundsubstanzen von infektauslösenden Bakterien. Ideales Therapeutikum für alle entzündlichen Erkrankungen im Hals-Nasen-Ohrenbereich, der oberen und unteren Luftwege und zur Immunausgleichstherapie. Besonders wirksam auch bei chronischen Erkrankungen.

Thymophysin oder Thym-Uvocal (Ampullen):

Thymuspräparate zur speziellen Immuntherapie. Besonders wirksam zusätzlich zur Revitalisierungskur.

Lectinol Madaus:

Standardisiertes Mistellektin mit besonders hoher Wertigkeit. Wirksam zur Immuntherapie und Optimierung der körpereigenen Abwehr. Bei Tumorerkrankungen, aber auch bei Infektanfälligkeit und bei anderen Immundefekten.

Probiotische Kapseln (Joghurt LCA):

Zur Wiederherstellung der natürlichen Darmflora. Langzeittherapie sinnvoll. Lactobacillus ist als Begleittherapie während und nach Antibiotikabehandlungen unabdingbar.

Immunologisch wirksame Zahncreme (»Rembrandt Zahncreme Medipharma«):

Neuartiges Prinzip einer Zahncreme, die nicht Schleifkörper zur mechanischen Reinigung der Zähne enthält, sondern die Zähne schonend mit Hilfe von Enzymen reinigt. Die Enzymkomplexe Citroxain wirken im Mundbereich zudem immunologisch ausgleichend.

Dr. Theiss Schwedenbitter:

Ideale Mischung von Bitterstoffen insbesondere zur Entgiftung des gesamten Magen-Darm-Traktes. Kurmäßige Anwendung mehrfach pro Jahr sinnvoll. Schwedenbitter kann eine gestörte Darmfunktion normalisieren und wichtige Entgiftungsfunktionen einleiten.

Ringelblumensalbe (z.B. Dr. Theiss):

Immunologisch wertvolle Kräuterheilsalbe zur Behandlung von Krampfadern und Venenentzündungen, zur Wundheilung, auch bei Brandwunden. Ringelblumensalbe eignet sich als Basistherapie jeder Hautschädigung.

Wichtige Präparate für das Immunsystem

Acetolyt Granulat:
Wichtiges Mineralstoff-Kombinationspräparat zur Behandlung von Übersäuerung des Körpers. Acetolyt wirkt allen Übersäuerungsvorgängen des Körpers, jedoch auch entzündlichen Vorgängen als Folge der immunologisch ungünstigen Übersäuerung entgegen.

Acirufan: Immunologisch wichtiges Umstimmungsmittel zur Einleitung einer Immuntherapie bei chronischen Erkrankungen. Es wirkt insbesondere bei akuten, chronisch entzündlichen Erkrankungen, Hautveränderungen und Erscheinungen des allergischen Symptomenkomplexes.

Agnolyt: (Lösung, Kapseln): Pflanzlich hormonell regulierendes Mittel zur Basistherapie von Hormonstörungen. Insbesondere bei Menstruationsstörungen, prämenstruellem Syndrom und klimakterischen Beschwerden. Agnolyt ist eine pflanzliche Alternative (mit Wirkstoffen aus Mönchspfeffer) zur Hormontherapie.

Magnesium (z.B. Biomagnesin):
Immunologisch wichtiges Spurenelement zur Basistherapie, um die Aktivität der Immunzellen zu steigern. Anzuwenden insbesondere vor, während und nach einer Immuntherapie. Kurmäßige Anwendung mehrfach pro Jahr sinnvoll.

Pyocur: Pflanzliche Mischung in Verdünnungsform. Besonders wirksam als unspezifisches Immunstimulans zur Steigerung der Abwehrfunktion bei fieberhaften Erkältungs- und Infektionskrankheiten.

Eupatal: (Saft, Tropfen): Pflanzliches Hustenmittel mit Anis und Thymian. Besonders geeignet zur schadfreien Therapie banaler Hustenerkrankungen.

Solunate (Präparate der Fa. Soluna):
Renalin, Hepatik, Lymphatik, Dyscrasin, Epidemik, Azinat, Azinat-Öl I + II): Solunate sind hochwertig verarbeitete Pflanzen-/Mineralstoffgemische zur schadfreien immunologischen Therapie und zur Ausleitung von Giften. Sanguisol und Cerebretik eignen sich vor allem zur Therapie des immunologisch wichtigen Tag-Nacht-Rhythmus.

Neue Wege, die Abwehr zu stärken

Wir sind heute an einem Meilenstein der Immunologie angelangt. Als Ergebnis langjähriger wissenschaftlicher Forschungen auf dem Gebiet der Immunmedizin stehen uns Möglichkeiten zur Verfügung, die Funktion und die Anzahl der einzelnen Typen von Abwehrzellen exakt zu untersuchen. Wir sind in der Lage, Zellen zu sortieren, sie zu isolieren und sie getrennt zu untersuchen.

- Wir können Abwehrzellen anzüchten und sie für bestimmte Aufgaben programmieren.
- Es ist möglich, Tumorzellen mit bestimmten Wirkstoffen zu beladen und ihr Verhalten beim Zusammentreffen mit Kampfzellen zu beobachten.
- Wir können Abwehrzellen mit Tumorzellen in einer Wachstumskammer zusammenbringen und sie dadurch schulen, diese Tumorzellen zu bekämpfen.
- Wir haben auch eine ganze Reihe von hochwirksamen Substanzen, mit denen wir gezielt und wirksam in das Abwehrsystem eingreifen können, um dort Fehler zu korrigieren. Dieser Vorgang wird Immunstimulation (Abwehranregung) oder Immunmodulation (Abwehrausgleich) genannt. Der Organismus wird auf diese Weise trainiert, seine Abwehraufgaben intensiver wahrzunehmen. Er wird widerstandsfähiger – gegen Krankheitserreger ebenso wie gegen entartete Zellen.

Erreger schulen das Immunsystem

Neben der Aktivierung der Abwehrzellen ist es auch möglich, das immunologische Gedächtnis, also die B-Zellen, zu trainieren.

Beispielsweise spritzt man bei Infektanfälligkeit gezielt den Problemkeim, der den Infekt immer wieder ausgelöst hat. Durch diese Form einer Impfung werden die Gedächtniszellen dazu angeregt, sich den Krankheitskeim neu einzuprägen.

In 85 bis 95 Prozent der Fälle von chronischer Infektanfälligkeit helfen auf diese Weise Mittel wie Ribomunyl, Colibiogen, Bronchovaxom und Baypamun. Begleitend zu solchen kurmässig eingesetzten immunologischen Impfungen hat sich in der Praxis eine Basisbehandlung mit Echinacin bewährt.

Wie Gifte die Abwehr stärken

Eine weitere gute Möglichkeit, das Immunsystem anzukur-

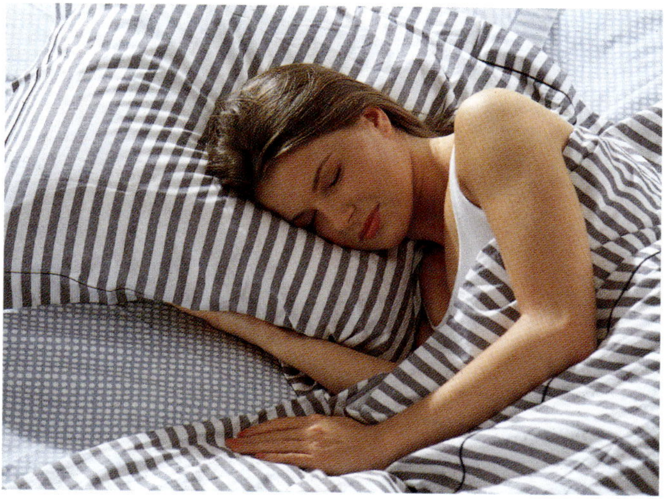

beln, ist die Verabreichung von sehr niedrig dosierten Zellgiften.
Dazu gehören beispielsweise Chemotherapeutika, die durch ihre schwache Wirkung vorübergehend einen Reiz setzen, der das Immunsystem in der Folge zu höchster Aktivität anregt.
Andere Möglichkeiten der Behandlung bestehen in der weichen Ganzkörperbestrahlung mit einer Kombination aus UV- und Hellorange-Licht (Eichotherm) oder aber die Bestrahlung der Immunzellen aus abgenommenem Blut durch UV-Licht außerhalb des Körpers; das Blut wird später mit den bestrahlten Zellen wieder in den Kreislauf zurückgeführt.

Vitalisierende Peptide

Die Thymustherapie ist eine wichtige Therapie zur Aktivierung des Abwehrsystems.
Der Thymus ist ein Organ, das hinter dem Brustbein liegt.
Er ist für Wachstum und Infektionsabwehr durch Bildung von Antikörpern von großer Bedeutung, Er produziert nicht nur Immunzellen, sondern schult diese auch zur gezielten Abwehr.
Aus diesem Grunde werden aus der Thymusdrüse Mittel zur Immunstärkung gewonnen (beispielsweise Thymophysin oder Thym-Uvocal) und zur gezielten Modulation der körpereigenen Abwehr eingesetzt.
So gelingt es nicht selten, durch Thymusinjektionen bei einer aus dem Gleichgewicht

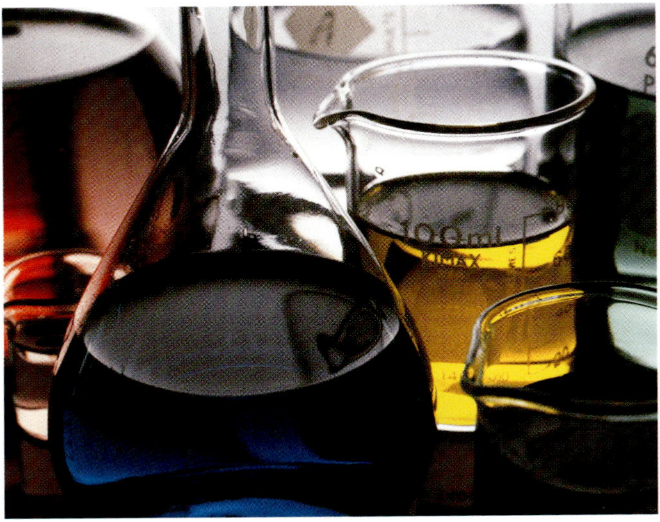

geratenen Abwehrlage eine schnell spürbare Revitalisierung zu erreichen.

Heilsames Mistellektin

Auch auf dem Sektor der Mistellektine (z. B. Lectinol von Madaus) gibt es neue Erkenntnisse. Lectinol ist ein äußerst hochwertiger Wirkstoff, der aus der Mistelpflanze gewonnen wird.
Dieses Lektin wird injiziert, also unter oder in die Haut gespritzt. Der durch die Zufuhr des Mistellektins ausgelöste Reiz führt zur Stimulation aller Immunzellen des Körpers und erhöht die Aktivität wichtiger Abwehrlymphozyten. Das führt sowohl zu deren erhöhter Angriffslust gegen Tumorzellen, als auch zu einer verbesserten Reparaturaktivität bei entarteten Zellen, zu erhöhter Entgiftungskapazität und zu einer gesteigerten Bekämpfung von Bakterien, Viren und Pilzen.
Unter diesem Aspekt ist auch der erfolgreiche Einsatz von Lektinol in der Tumortherapie zur Verhinderung von Metastasen und zur Behandlung von Tumorkrankheiten zu sehen.
Bei der wissenschaftlichen Untersuchung der Wirkmechanismen von Mistelpräparaten wurde deutlich, daß sich damit auch die Infektanfälligkeit und die Entwicklung chronischer Erkrankungen positiv beeinflussen lassen.

Interferone gegen Krebs

Auch körpereigene immunologische Substanzen wie das Interferon oder das Interleukin werden zur Abwehrsteigerung eingesetzt. Besonders in der Krebsforschung und bei Viruserkrankungen konnte man mit dieser Methode große Erfolge verzeichnen.

Der deutsche Forscher Georges F. Köhler erfand in den achtziger Jahren die sogenannten monoklonalen Antikörper. Das sind Eiweißstoffe, mit denen man biologische Substanzen markieren und damit wiedererkennbar machen kann. Der Antikörper kann bespielsweise so gestaltet werden, daß er sich gezielt an Helferzellen heftet, oder daß er gezielt Tumorzellen ansteuert. Unter dem Mikroskop kann dann die genaue Zahl der Helferzellen bestimmt werden, die sich in einer bestimmten Menge Blut befindet. Koppelt man nun diese künstlichen Antikörper beispielsweise mit einer Strahlungssubstanz, so werden die angesteuerten Tumorzellen zerstrahlt.

Mit dieser neuen Therapie können zum Beispiel rund 70 Prozent der behandelten Gehirntumoren geheilt werden; bei früher angewandten Behandlungsformen dagegen lag die Erfolgsquote nur bei 3 Prozent.

Risikofaktoren – und was Sie selbst dagegen tun können

Die Lebensweise und die Ernährung können die Entwicklung – oder Abwendung – einer Immunschwäche entscheidend beeinflussen.

Kur für Körper und Seele

Bei geschwächtem Immunsystem empfehle ich die Kombination von Entspannung durch Urlaub, Schlafkuren, Ausgleichssport, die Einnahme immunstärkender Nahrungsergänzungsmittel und regelmäßige Saunabesuche.

Allgemeine Immunstimulation

- Echinacin Instant Tee, 3–4 x tägl. eine Tasse
- Echinacin Liquidum, 3 x tägl. 1,25–2,5 ml
- Echinacin Capsetten, 3–4 x tägl. 1 Kapsette

Nahrungsergänzungsmittel

Zur Ergänzung der an Vitalstoffen oft verarmten Nahrung empfiehlt sich die Einnahme essentieller Fettsäuren (die der Körper nicht selbst herstellen kann, sondern von außen zugeführt bekommen muß), von Carnitin als Energieträger und von dem Vitamin Folsäure. Außerdem sollte *Kretisches Bergöl* über mehrere Monate eingenommen werden. Bewährt haben sich außerdem zur täglichen Einnahme folgende Präparate:

- Schwarzkümmelöl Kapseln, 3 x 2 Kapseln
- Multivitamine, 3 x 1 Kapseln
- Enzyme Dragees, 3 x 3 Kapseln
- Urvital MUMIJO, 3 x 1 Kapsel
- Biomagnesin Lutschtabletten, 3 x 2 – 3 x 3 Lutschtabletten
- Zinkorotat plus 3 x 2 Dragees

Ausgleichssport

Bester Ausgleichssport ist Schwimmen, das über den Kältereiz des Wassers zusätzlich zum Effekt der Bewegung eine immunstimulierende Wirkung entfaltet.

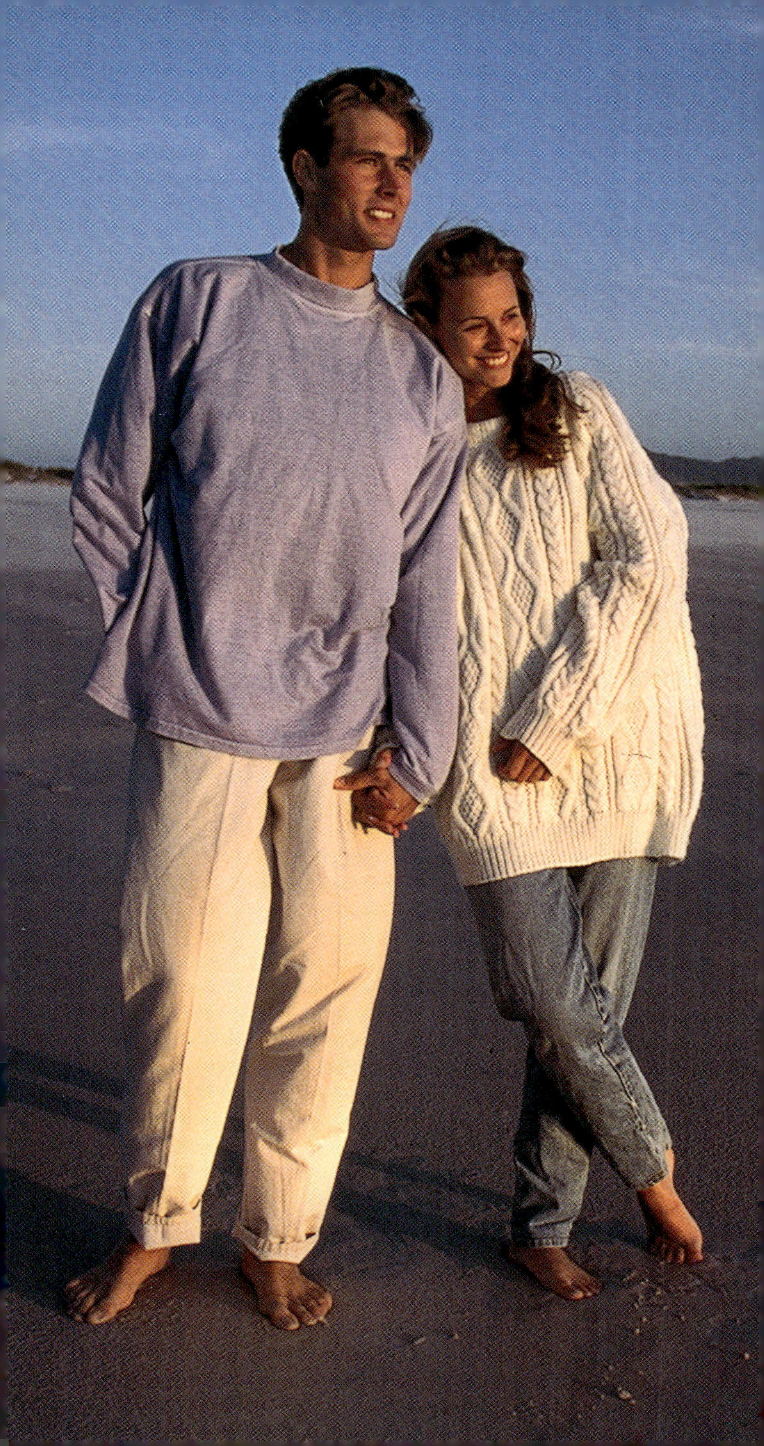

Sauna
Regelmäßiger Saunabesuch erhöht die Aktivität und Wirksamkeit des Abwehrsystems. Entscheidend ist dabei nach dem Schwitzgang der Kältereiz durch kaltes Tauch-, Guß- oder Duschbad.

Thermalbäder
Wirken wohltuend durch ihren natürlichen Mineralstoffgehalt und regen durch die Wärme das Immunsystem an.

Schlafkuren
Zur Regeneration des Immunsystems sind täglich mindestens acht Stunden Schlaf erforderlich. Die Schlafkur sollte begleitet werden von einer Teekur, von Magnesiumgaben und immunstärkenden Tropfen nach folgendem Rezept:
- Dystologes Tropfen, abends 20 Tropfen
- Cerebretik-Soluna Tropfen, abends 20 Tropfen
- Jarsin Dragees, abends 2 Dragees
- Johanniskraut Tee, abends 2 Tassen
- Alternativ oder im Wechsel: Melissen-Tee, abends 2 Tassen
- Hibiscus Tee, kalt oder warm angesetzt mehrere Tassen am Tag
- Biomagnesin Lutschtabletten, 3 x 2 – 3 x 3 Lutschtabletten

Sonnenbäder
Sonnenlicht in vernünftiger Dosierung hat eine stärkende Wirkung auf das Abwehrsystem. Bei erhöhter UV-Strahleneinwirkung, etwa bei Bergwanderungen oder Radtouren, ist ein UV-Strahlenschutz anzuraten (mit Solum uliginosum nach dem Duschen einölen bzw. 3 x 10 Globuli Solum uliginosum anwenden).

Urlaub
Ein Urlaub zur Regenerierung des Abwehrsystems sollte mindestens drei Wochen am Stück betragen.

Fastenkuren
Sie dienen der Entgiftung und bieten zugleich dem Abwehrsystem etwas Erholung. Wichtig: Kein Alkohol für vier Wochen! Rezept zur Ausleitung während der Fastenkur:
- Schwedenbitter Dr. Theiss, 3 – 4 x täglich 1 Teelöffel
- Renalin-Soluna, täglich 3 x 10 Tropfen
- Hepatik-Soluna, 3 x 10 Tropfen
- Lymphatik-Soluna, täglich 3 x 10 Tropfen
- Agiocur, täglich 3 x 1 – 2 Teelöffel
- Legalon 70 Tabletten, täglich 3 x 1 Tablette
- Enzyme *Immerfit*, täglich 3 x 3 Dragees
- Schwarzkümmelöl *Immerfit*, täglich 3 x 2 Kapseln

Problem Übergewicht

Bei Übergewicht ist die Normalisierung des Körpergewichtes anzustreben. Eine wirkungsvolle Diät, die gleichzeitig dem Körper fast alle wichtigen Vitalstoffe liefert, empfehle ich in Form der medizinisch getesteten Immun-Diät. Sie verbraucht mehr Kalorien als sie liefert und kann jederzeit auch kurzfristig für einige Tage wiederholt werden.
Allerdings sollte nach acht Tagen bei Fortführung der Diät mit der Einnahme von Vitaminpräparaten und Spurenelementen begonnen werden, da diese Stoffe als Folge des Fettabbaus und der Entgiftung vermehrt verbraucht werden.

Die Immun-Diät

Verboten sind bei dieser Immun-Diät folgende vier Nahrungs- und Genußmittel:

- Brot
- Alkohol
- Kohlensäurehaltige Getränke
- Gebratene Speisen

Was zusätzlich zur Immundiät erlaubt ist

1. Tag: Alle Obstsorten außer Bananen (Melonen haben den geringsten Kaloriengehalt).
2. Tag: Alle Arten von Gemüse (auch aus der Dose), besonders grünes Blattgemüse (keine trockenen Bohnen, Erbsen und Mais) in beliebiger Menge. Abends zur Belohnung eine große Baked Potatoe oder drei Pellkartoffeln mit etwas Butter.
3. Tag: Obst und Gemüse – heute keine Baked Potatoe. (Wer die Therapie bisher konsequent durchgeführt hat, muß bereits zwei bis drei Kilo Gewicht verloren haben).
4. Tag: 3 Bananen und Milch. Außerdem möglichst viel frisches Wasser.
5. Tag: Fleisch und Tomaten (200 – 400 g Fleisch, 6 Tomaten, dazu viel Wasser).
6. Tag: Fleisch und grünes Gemüse in beliebiger Menge, keine Baked Potatoe. Statt Fleisch sind auch Fisch oder Huhn (aber ohne Haut, nicht gebraten, sondern gekocht) zulässig.
7. Tag: Gekochter Naturreis, ungesüßter Frucht- oder Gemüsesaft und Gemüse in beliebiger Menge.

Erlaubt sind ungesüßter Saft, Tee, Kaffee, Wasser (kein Mineralwasser!), nur Milch mit 3 % Fett.
Entscheidender Bestandteil dieser Diät ist die Suppe zur Fettverbrennung, die zu jeder Tageszeit in beliebiger Menge gegessen werden darf – wann immer Sie den kleinen oder großen Hunger bekommen.

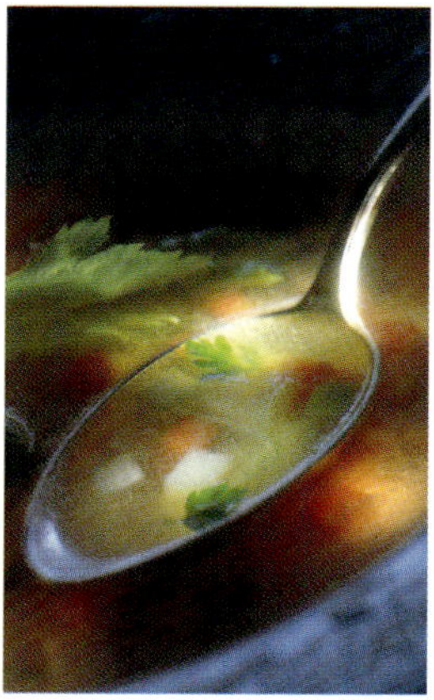

Zutaten:
1–2 Dosen Tomaten;
1 Glas Fleischbrühe (oder 1–2 Teelöffel Gemüsebrühenextrakt);
1 Bund Stangensellerie;
1 kg grüne Bohnen (frisch oder aus der Dose); 1 kg Möhren; 6 große Frühlingszwiebeln (oder eine große Zwiebel); 1 Kopf Weißkraut; 2 grüne Paprikaschoten.

Gemüse in mittelgroße Stücke schneiden, mit Wasser bedecken, bei großer Hitze ankochen, dann bei geringer Hitze garkochen. Würzen mit: Petersilie, Salz, Pfeffer, Curry, Tabasco, je nach Geschmack.
Hinweis: Kraut vorher mit Kümmel blanchieren, grüne Bohnen erst kurz vor Ende der Garzeit mitkochen (bleiben dann knackiger und machen besser satt).
Außer der Suppe dürfen Sie während der Diät die im Kasten auf Seite 59 angegebenen Nahrungsmittel zu sich nehmen.
Bei dieser Diät nimmt man in sieben Tagen durchschnittlich vier bis fünf Kilogramm Gewicht ab und fühlt sich infolge der gleichzeitig ablaufenden Entschlackung verjüngt und frisch.

Medikamente

Viele Pharmaka schädigen das Abwehrsystem. Antibiotika, unter ihnen besonders die Tetrazykline, hemmen die Beweglichkeit der Abwehrzellen (Helferzellen, Killerzellen, Freßzellen) und schwächen so die Schlagkraft des Immunsystems. Die Abwehrzellen sind dann nicht mehr mobil genug, zum - Eindringling zu gelangen und ihn anzugreifen; sie müssen vielmehr warten, bis der Schädling in ihre Nähe kommt, um ihn vernichten zu können.

Normalerweise heften sich die Abwehrzellen an den Krankheitserreger, lösen chemisch seine Oberflächenstruktur auf und zerstören ihn auf diese Weise. Auch dieser Prozeß kann durch Medikamente gestört werden. Somit werden entscheidende Funktionen unseres Abwehrsystems beim Angriff gegen krankmachende Substanzen geschwächt oder gar völlig ausgeschaltet.
Die meisten Medikamente sind übrigens nur auf ihre biologische Wirksamkeit hin überprüft. Es ist daher eine wichtige Aufgabe der Zukunft, alle im Handel befindlichen Medikamente auf ihre immunanregende oder immunschwächende Wirkung hin zu testen und entsprechende Hinweise aufzunehmen..

- Kortison zum Beispiel wirkt unmittelbar abwehrschwächend, indem es die Produktion der Abwehrzellen hemmt und die bereits bestehenden Abwehrmechanismen vermindert. Deshalb wird Kortison auch zur Verhinderung der Abstoßung verpflanzter Organe in der Chirurgie eingesetzt.
- Entzündungshemmende und fiebersenkende Medikamente zwingen nicht nur das Immunsystem zur Passivität, sondern sie wirken auch unmittelbar schädigend auf alle Organfunktionen des Körpers. Besonders betroffen sind Leber, Nebenniere, Niere und Bauchspeicheldrüse.
- Zytostatika – Medikamente zur Behandlung von Krebsleiden – verursachen große Schäden am zellulären Abwehrsystem. Sie zerstören die Abwehrzellen und blockieren deren Neubildung. Zusätzlich verändern sie Zellen in ihrer genetischen Struktur (Erbstruktur) und können so zur Zellentartung führen.

Vermeiden!
Ein ganzheitlich behandelnder Mediziner wird Medikamente, die das Abwehrsystem in dieser Weise schwächen, nach Möglichkeit nicht verschreiben. Bitten Sie Ihren Arzt um besonders sorgfältiges Abwägen bei der Verschreibung solcher Medikamente.

Strahlenbelastung

Jeder weiß heute, daß Röntgenstrahlen das Immunsystem schädigen können. Dabei kommt es zu einer direkten Störung der Abwehrzellen, aber auch zu Zellentartungen. Bestes Beispiel: Um bei Knochenmarktransplantationen Abstoßungsreaktionen völlig auszuschalten, wird gezielt eine Ganzkörperbestrahlung durchgeführt, die das Immunsystem für einige Zeit komplett

zerstört. In dieser Phase muß der Patient in einer Isolierkammer von jeglichem Kontakt zu Bakterien, Viren oder Pilzen abgeschottet werden, da er sonst an einer Infektion sterben kann.
Neben Röntgenstrahlen schädigen noch viele andere strahlende Substanzen das Immunsystem (z. B. Isotope zur Skelettszintigraphie und Schilddrüsenuntersuchung). Auch eine zu hohe Dosis an UV-Strahlen – etwa nach übermäßiger Sonnenbestrahlung – kann zur Schwächung des zellulären Abwehrsystems führen. Selbst die natürliche Strahlung der Erde kann zum Risikofaktor für das Immunsystem werden.

Ausgleich durch Vitamine und Spurenelemente

Wichtig für eine immunologische Reaktion und Regulation sind die Spurenelemente Zink, Lithium, Selen, Magnesium und Mangan sowie die Vitamine A, C, B-Komplex und Folsäure. Sie entlasten das Immunsystem von gefährlichen Radikalen, garantieren die Aktivität wichtiger Killer- und Freßzellen und schützen die Zellmembranen. Leider wird trotz einer reichlichen oder sogar übermäßigen Ernährung heute keine ausgewogene Zufuhr dieser wichtigen Vitamine und Spurenelemente garantiert. Selen z.B. wird vermindert aufgenommen, da es in unseren ohnehin selenarmen Böden auch noch durch den Einsatz von Düngemitteln gebunden wird. Die Feldfrüchte weisen deshalb eine bedenkliche Selenarmut auf.
Die wichtigsten Vitamine, Mineralien und Spurenelemente sind nach und während Infektionskrankheiten oder bei chronischen Erkrankungen im Organismus stark vermindert. Sie müssen daher medikamentös oder in konzentrierter Form zugeführt werden.

Vitalstoffmangel

Als Folge der immer raffinierteren Aufbereitung unserer Nahrungsmittel wird der Körper zwar kalorienmäßig üppig ernährt, aber mit lebensnotwendigen Stoffen wie Vitaminen, Mineralsalzen, Enzymen und ungesättigten Fettsäuren unterversorgt.
Es kommt vor allem zum Verlust der Vitamine A, B1, C, D2, E, der Eicosapentaensäure, Linol- und Linolensäure.
Auf den Mangel an den für das Immunsystem außerordentlich wichtigen Spurenelementen wie Selen, Zink und Magnesium wurde bereits an anderer Stelle des Buches hingewiesen.

Das richtige Öl

Herzinfarkt und Krebs können entstehen, wenn sich die Ernährungsgewohnheiten der Menschen verändern. Vor allem der Verzehr von Fetten und Ölen spielt dabei eine wichtige Rolle. Beim Vergleich der verschiedenen Öle, die in den Mittelmeerländern verwendet werden, zeigten sich in den Auswirkungen erhebliche Unterschiede. Die hohe Konzentration von Linolsäuren und ungesättigten Fettsäuren im Schwarzkümmelöl hat eine besonders positive Wirkung. Auch qualitativ hochwertiges Olivenöl, wie es in einem bestimmten Bereich der Mittelmeerinsel Kreta gewonnen wird, wirkt Krebs und Arteriosklerose entgegen, wie Studien zeigten. Das Risiko für Krebs und Herzinfarkt kann bei Verzehr des hochwertigen Olivenöls um mehr als 90 Prozent gesenkt werden.

Ballaststoffmangel

Die immer feinere Zubereitung der Nahrungsmittel führt dazu, daß der Körper nicht ausreichend mit Ballaststoffen versorgt wird. Dadurch fehlen dem Darm notwendige Füll- und Bindestoffe für Gifte, die aus dem Körper geschafft werden müssen. Ballaststoffe halten außerdem Speisen und auch Zucker länger im Darm, so daß die Inhaltsstoffe nur langsam an das Blut abgegeben werden. Füllstoffe regulieren außerdem den natürlichen Stuhlgang und helfen so, den Körper zu entgiften.

Wie die Nahrung sein soll

Achten Sie auf Lebensmittel, die wertvolle Faserstoffe enthalten – beispielsweise Gemüse, Obst, Vollkornprodukte und Hülsenfrüchte.

Gifte und Schwermetalle

Der menschliche Organismus besitzt von Natur aus keine Abwehrmechanismen gegen die Gifte, die unsere moderne Technikwelt hervorbringt. Die rapide Zunahme der Zivilisationskrankheiten und auch das Waldsterben werden deshalb von vielen Experten mit auf die wachsende Umweltvergiftung zurückgeführt.

- Schädlingsbekämpfungsmittel führen durch Belastung der Leber, der Nieren, der Bauchspeicheldrüse und des Nervensystems zu immunologischen Schäden. Die fettlöslichen Gifte werden im Unterhautgewebe des Körpers und in den Fettzellen gespeichert und nur sehr langsam wieder abgebaut. Auch dadurch kommt es zu Abwehrschwächen. Die Gifte sind überdies krebserregend.

- Künstliche Düngemittel werden über die Nahrungskette aufgenommen und verschlacken das Unterhautgewebe. Dabei schädigen sie das Immunsystem und wirken direkt krebserregend (Magenkrebs, Darmkrebs, Blasenkrebs). Durch Umwandlungsprozesse entstehen aus Nitraten außerdem krebserregende Nitrosamine.
- Chemische Zusätze bilden weitere Schadstoffe in unserer täglichen Nahrung. Ständige Zufuhr solcher Nahrungsmittel führt zur zellulären Abwehrschwäche.
- Tabakrauch enthält außer dem Schadstoff Nikotin etwa 40 weitere, erwiesenermaßen gesundheitsschädliche Stoffe. Einige dieser Schadstoffe vermindern die körpereigene Abwehr und ermöglichen so chronische Krankheiten der Lunge, der Niere und des Nervensystems.
- Auf das Immunsystem schädigend wirken auch chemische Gase, Säuren, Asbest und zahlreiche Metallstäube. Diese Stoffe führen dazu, daß die permanent überforderte Immunabwehr erlahmt und schwere Krankheiten nicht mehr abwehren kann.
- Auch innere Gifte schädigen die Abwehr. Das Immunsystem wird gestört durch Cholesterinüberschuß, Fäulnisprodukte im Körper, Gifte, die im Dickdarm und durch Stoffwechselstörungen entstehen, sowie durch eine Fehl- oder Überproduktion von Hormonen. Ähnliches gilt für die Zufuhr künstlicher Hormone, zum Beispiel in der Pille zur Empfängnisverhütung oder in Hormonpräparaten für Frauen im Klimakterium.
- Die schädliche Wirkung von Schwermetallen haben neue Studien nachdrücklich bewiesen. An erster Stelle auf der Negativ-Hitliste stehen Quecksilber, Palladium und Platin, die nachweislich schwere Immunschäden auslösen und zu autoaggressiven Folgeerkrankungen führen können. Es ist bei der Sanierung von Quecksilber-Amalgamfüllungen deshalb auch nicht damit getan, lediglich die Plomben zu entfernen; danach muß zusätzlich eine Entgiftung erfolgen.

Die Entgiftung

Die Ausleitung ist der wichtigste Eckpfeiler einer erfolgreichen Immuntherapie. Meist reicht eine konsequente und ausreichend lange durchgehaltene Entgiftung und Entschlackung aus, um ein gestörtes Immunsystem wieder ins Lot zu bringen. Wirksam sind Saunagänge, Fastenku-

ren, Kneipp'sche Anwendungen, Wechselduschen und Sport. Weitere Therapien zielen darauf ab, die Lymphe und das Blut giftfrei zu halten.
Solche immunologisch wirksamen Therapien sind:

- Schröpfkopftherapie
- Kantharidenpflaster
- Baunscheidismus
- Aderlaß und Blutegel
- Darmreinigung
- Anregung von Darm, Leber, Galle, Bauchspeicheldrüse, Niere und Lymphe
- Plasmafiltration
- Medikamentöse Therapie.

Entscheidend ist es, die Entgiftung über Darm, Leber, Galle, Bauchspeicheldrüse und Niere anzuregen. Dies sollte kurmässig mehrmals pro Jahr gemacht werden.
Die Anregung des Darms gelingt am ehesten mit biologisch aktivem Kefir, mit Lactobacillus oder mit Wasserkuren (z.B. über zwei Tage verteilt bis zu 6 Liter des Heilwassers Gulytely trinken). Zusätzlich eine Kur mit Ballaststoffen wie Agiocur.
Die Leber kann permanent über mehrere Monate mit Legalon erfolgreich entgiftet werden. Zusätzlich sind Säfte von Löwenzahn, Wermut, Tausendgüldenkraut oder Schwarzrettich wirksam.
Die Bauchspeicheldrüse kann mit Enzympräparaten unterstützt werden.
Für die Niere als wichtiges Entgiftungsorgan empfiehlt sich eine Kombination aus Renalin-Soluna, Hepatik-Soluna, Lymphatik-Soluna. Unterstützend wirken Bärentraubenblätterextrakt, Zinnkraut- oder Brennesseltee.

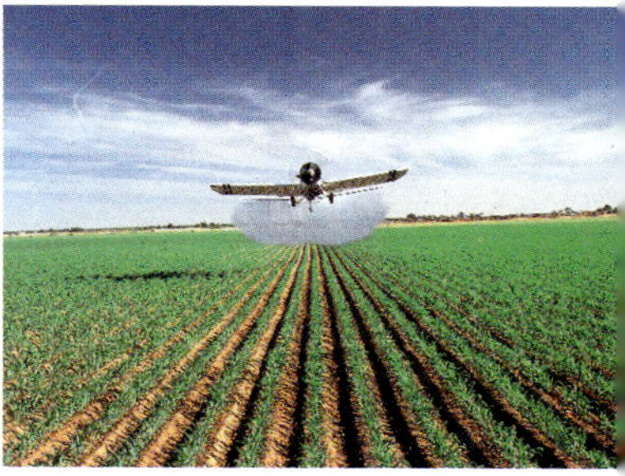

Zur Giftausleitung eignen sich medikamentös Madaus-Oligoplexe und Schwarzkümmelöl zur Knochenmarksentgiftung.
Während einer entgiftenden Therapie sollte eine dauernde, milde Immunstimulation stattfinden, um die Freßzellen zur erhöhten Entsorgungsaktivität anzuregen und die Gifte aus dem Mesenchym abzubauen.
Dazu ist eine Kombination von Wirkstoffen aus dem Sonnenhut (Echinacin) sehr wirkungsvoll.
Ein weiteres wichtiges Mittel zur Entschlackung und Stützung der Organfunktionen ist Schwedenbitter (Dr. Theiss).

Gestörte Darmflora

Wenn die Bakterienbesiedelung des Darms gestört ist, können sich daraus erhebliche Belastungen des Abwehrsystems entwickeln. Der Mensch beherbergt im gesamten Bereich seiner Schleimhäute, insbesondere in der Darmschleimhaut, eine unvorstellbare Anzahl von Bakterien. Diese helfen uns, gesund zu bleiben, indem sie bestimmte Wirkstoffe ausscheiden. Ohne sie würde unser Immunsystem zusammenbrechen.
Die Darmflora kann durch verschiedene Umstände aus dem biologischen Gleichgewicht geraten: Durch Stoffwechselstörungen, durch wiederholte Infektionen, aber auch durch Medikamente wie Antibiotika. Diese töten hilfreiche Bakterien ab und schaffen dadurch die Voraussetzung für die explosive Vermehrung schädlicher Bakterien, die Gifte produzieren.
Eine solche Störung der Darmflora verschlechtert jedoch das Milieu im Darm noch weiter. Daraus können sich chronische Entzündungen des Hals-Nasen-Rachenraumes, der Lunge, der Nieren, der Blase, der Scheide, der Haut und des Darms entwickeln.

Die Kur für den Darm
Jeder Mensch sollte mindestens einmal im Jahr eine Kur zur Sanierung seiner Darmflora machen. Eine solche sogenannte Symbiontenlenkung baut auf der Erkenntnis auf, daß bestimmte Wirkstoffe in Nahrungsmitteln dazu beitragen, die gesundheitlich wertvollen Bakterien zu vermehren und dadurch auch wieder eine starke Immunkraft aufzubauen.
Geeignet sind dafür zum Beispiel Kefirprodukte, Ballaststoffe wie Agiocur, Schwarzkümmelöl, Lactobazillen-Präparate oder Joghurts, die bestimmte Stämme von Lactobazillen enthalten (z.B. Prosymbioflor, Symbioflor I und Symbioflor II). Entscheidende Voraussetzung ist jedenfalls eine Umstellung der Ernährungsgewohnheiten.
Während einer Darmsanierung sollten auf keinen Fall desinfizierende Mundhygienika angewendet werden. Immunologisch ratsam ist die Zahnpasta *Rembrandt*, deren Reinigungswirkung besonders schonend ist, weil sie auf enzymatischen Vorgängen beruht.

Bewegungsmangel

Daß Bewegungsmangel zu einer ausgeprägten Abnahme

der körpereigenen Abwehr führt, haben Studien des Paderborner Sportmediziners Professor Heinrich Liesen gezeigt. Die Folge fehlender körperlicher Anstrengung sind aber nicht nur Immunschwächen, sondern auch Degenerationen, da bei Bewegungsmangel die Gefäße enggestellt sind, die Durchblutung vermindert ist und die Atmung flach gehalten wird. Es wird zu wenig Sauerstoff aufgenommen und zu den Körperzellen transportiert. Studien haben allerdings auch ähnlich gravierende Immunschwächen bei bestens trainierten Hochleistungssportlern festgestellt. Insbesondere durch Marathonläufe wurde infolge der extremen Anforderungen das Immunsystem in ähnlich drastischer Weise geschwächt wie bei Patienten mit fortgeschrittener AIDS-Erkrankung.

Also führt Bewegungsmangel genauso wie übertriebener Sport zur Abwehrschwäche. Ideal ist demnach der goldene Mittelweg: eine mäßige, tägliche Belastung, beispielsweise durch zügiges Schwimmen, schnelles Gehen oder leichtes Laufen. Ziel jeder Bewegungstherapie sollte es sein, leichtes bis mittelmäßiges Schwitzen und auch eine deutliche Erhöhung der Atemfrequenz hervorzurufen.

Durch solche sportliche Belastungen werden nachweislich im Lymphsystem neue, sehr aktive Immunzellen gebildet, die Gefäße werden geweitet, die Durchblutung gesteigert und der Sauerstoffgehalt stark erhöht. Dadurch wird ein regenerativer Prozeß aller Organe eingeleitet. Und die Abwehrkraft nimmt zu.

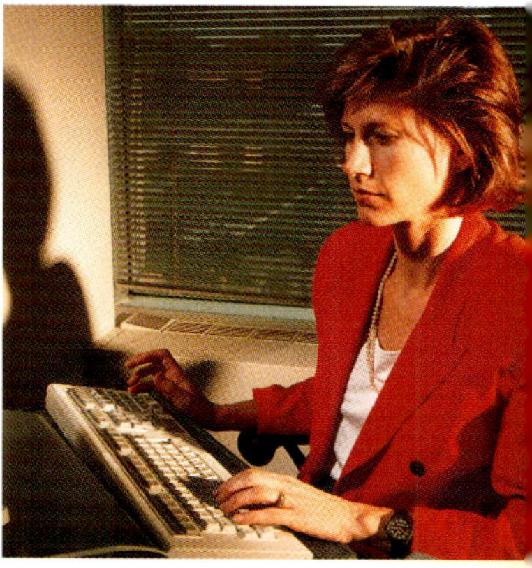

Aktives und passives Training

Rund 16 Stunden am Tag verhält sich der Mensch heute passiv. Entweder sitzt er am Arbeitsplatz, vor dem Fernseher oder im Gasthaus – oder er liegt im Bett.

Dabei ist Aktivität eine besonders wirksame Methode zur leiblichen und seelischen Vervollkommnung, zur Steigerung der Leistungsfähigkeit und der zellulären Abwehrstärke.

Aktives Training
Unter dem aktiven Training werden alle körperlichen Belastungen verstanden, die neben der Tätigkeit der Muskeln auch Zug- und Druckbelastungen des Knochens und damit einen Wachstumsreiz am Skelettsystem sowie einen gesunden Knochenaufbau und auch die Normalisierung der Körpergewichtes durch zusätzlichen Kalorienverbrauch zur Folge haben (siehe Tabelle). Ein solches Training sollte nach Möglichkeit jeden Tag absolviert werden.
Ein solches Training führt zur Massenzunahme der Muskelfasern und somit des gesamten Muskels. Dadurch werden mehr Blutgefäße gebildet, um Sauerstoff zu transportieren. Es kommt zu erhöhter Sauerstoffversorgung und gleichzeitig zur Umwandlung von Zucker und Fett in Energie. Zusätzlich werden den Körperzellen aus der Nahrung vermehrt Mineralstoffe wie Magnesium, Kalium, Selen und Kalzium zugeführt. Andere Stoffe wie Enzyme und Vitamin C erhöhen die Zellfunktion und können auf diese Weise das Abwehrsystem stärken.
Weitere positive Wirkungen des Aktivtrainings sind:

- Gesunder Knochenaufbau. Durch aktive Druck- und Zugbeanspruchung des Knochens entsteht ein Wachstumsreiz am Skelettsystem, der auch die optimale Zusammensetzung des Knochens fördert.
- Die Lymphozyten, die im engen Zusammenhang mit der zellulären Abwehrleistung stehen, werden aktiviert. Somit ist aktives Bewegungstraining immer auch eine immunanregende Therapie.
- Erhöhte Werte von Blutfetten (Cholesterin) und von Blutzucker werden durch aktives Training gesenkt. Dadurch können wichtige Risikofaktoren für Herz und Kreislauf verringert werden.
- Aktives Training bewirkt neben der Bildung neuer Blutgefäße und einer verbesserten Organdurchblutung auch eine Erhöhung der aktiven Pumpleistung des Herzens: Die Herzarbeit wird verringert, weil es bei einem trainierten Herzmuskel weniger Schläge für die gleiche Leistung bedarf.
- Der Brustkorb wird gestärkt. Es kommt zur verbesserten Leistung der Atemmuskulatur und zur Anreicherung des Blutes mit Sauerstoff.
- Aktives Training wirkt auch positiv auf das vegetative Nervensystem. Streß wird besser verkraftet, negative Energien können schneller und wirksamer abgebaut werden.
- Positive Wirkung auf die Drüsen. Vor allem die Neben-

Die besten Sportarten

Sportart	Kalorienverbrauch (kcal pro 30 Minuten)	Sportart	Kalorienverbrauch (kcal pro 30 Minuten)
Badminton	240	Schlittschuhlauf (20 km/h)	300
Basketball	350	Schwimmen (Brust, 50 m/min)	340
Bergwandern	240	Skilanglauf (10 km/h)	240
Eiskunstlauf	250	Tanzen (Walzer, Rumba)	210
Golf	150	Tennis	240
Joggen (9 km/h)	300	Tischtennis	160
Kanufahren (125 m/min)	250	Trampolinspringen	420
Kegeln	100	Volleyball	210
Radfahren (20 km/h)	240	Wandern	150
Rudern (50 m/min)	100		

nierenrinde wird unter aktivem Training größer und produziert mehr regulierende Stoffe für den Hormon- und Mineralhaushalt. Dies wirkt sich günstig auf das Immunsystem aus. Zusätzlich wird die Hirnanhangsdrüse in den Kreislauf der Nebenniere eingeschaltet. Dadurch kommt es dann rückwirkend zur Immunstimulation.

- Günstige Beeinflussung der immunologisch wichtigen Organe Leber und Milz. Die Entgiftungskapazität der Leber wird durch aktives Training gesteigert, die Milz als wichtiges immunologisches Organ wird funktionsfähiger und wirkungsstärker.

Passives Training

Unter passivem Training wird eine Aktivierung der körpereigenen Schwingung im Ruhezustand verstanden – durch starre Liege- und Sitzunterlagen wird nämlich die im Körper natürlicherweise vorhandene Grundschwingung auf unnatürliche Weise gebremst. Dadurch kommt es unter anderem zu einer energetischen Stauung.

Abhilfe schaffen biodynamische Möbel, die sich des sogenannten Pending-Systems bedienen. Bei diesem System werden die Sitz- oder Liegeflächen von Stühlen oder Betten schwingend befestigt, so daß die natürliche Körperschwingung nicht beeinträchtigt wird. Dadurch wird die sonst vor allem im Beckenbereich auftretende Bremsung der körpereigenen Schwingung aufgehoben. Als Folge kommt es nicht mehr zu bestimmten degenerativen Erkrankungen und zu den damit verbundenen Abwehrschwächen.

Die Folgen der Immunschwäche

Infektanfälligkeit, Rheuma, Müdigkeit, Erschöpfung, Allergien – die großen, immer weiter um sich greifenden Leiden der Menschheit haben eines gemeinsam: Sie sind Folgen von Störungen im Abwehrsystem des Menschen.
Eindringende Krankheitskeime können nicht mehr schnell und wirksam genug abgewehrt werden. Es kommt zu häufigen Infektionen, zu chronischen Krankheiten, zu überschießenden Immunreaktionen. Deshalb sollten Sie schon auf scheinbare Kleinigkeiten achten: Hinweise auf eine Immunschwäche sind beispielsweise schlecht heilende, kleine Wunden, wiederkehrende Entzündungen der Mundschleimhaut, Anfälligkeit für Schnupfen, Husten und Nebenhöhlenentzündungen, aber auch häufig auftretende Herpesbläschen.
Deshalb ist es wichtig, daß regelmäßig entgiftende oder ausleitende Verfahren angewendet werden, um den Körper zu entlasten. Es ist ferner wichtig, sich gesund zu ernähren und einen wirksamen Ausgleich zum Bewegungsmangel zu schaffen.
Heute sind bereits 40 Prozent aller Deutschen an einer Allergie erkrankt – ein Anzeichen, daß sich das Immunsystem in einem Ungleichgewicht befindet. Natürlich trägt auch die wachsende Verschmutzung der Umwelt mit dazu bei.
Wir wissen heute, daß es die negativen Einflüsse insgesamt sind, die langsam, aber sicher die Abwehrreaktionen des Menschen lahmlegen.

Die Schlappe der Abwehr

Viele Krebspatienten hätten ihre Krankheit vermeiden können. Denn viele Fehler in der Lebensführung können zu Krebs führen, wenn der Körper dadurch eine nachhaltige Störung im Abwehrsystem entwickelt.
Der menschliche Organismus ist niemals ganz fertig. Man schätzt, daß täglich etwa 300 Millionen Zellen im Körper neu entstehen und daß pro Sekunde einige Millionen Zellen absterben. Unter den als Ersatz neu produzierten Zellen befindet sich immer ein Prozentsatz Ausschuß: Zellen, die entartet sind.

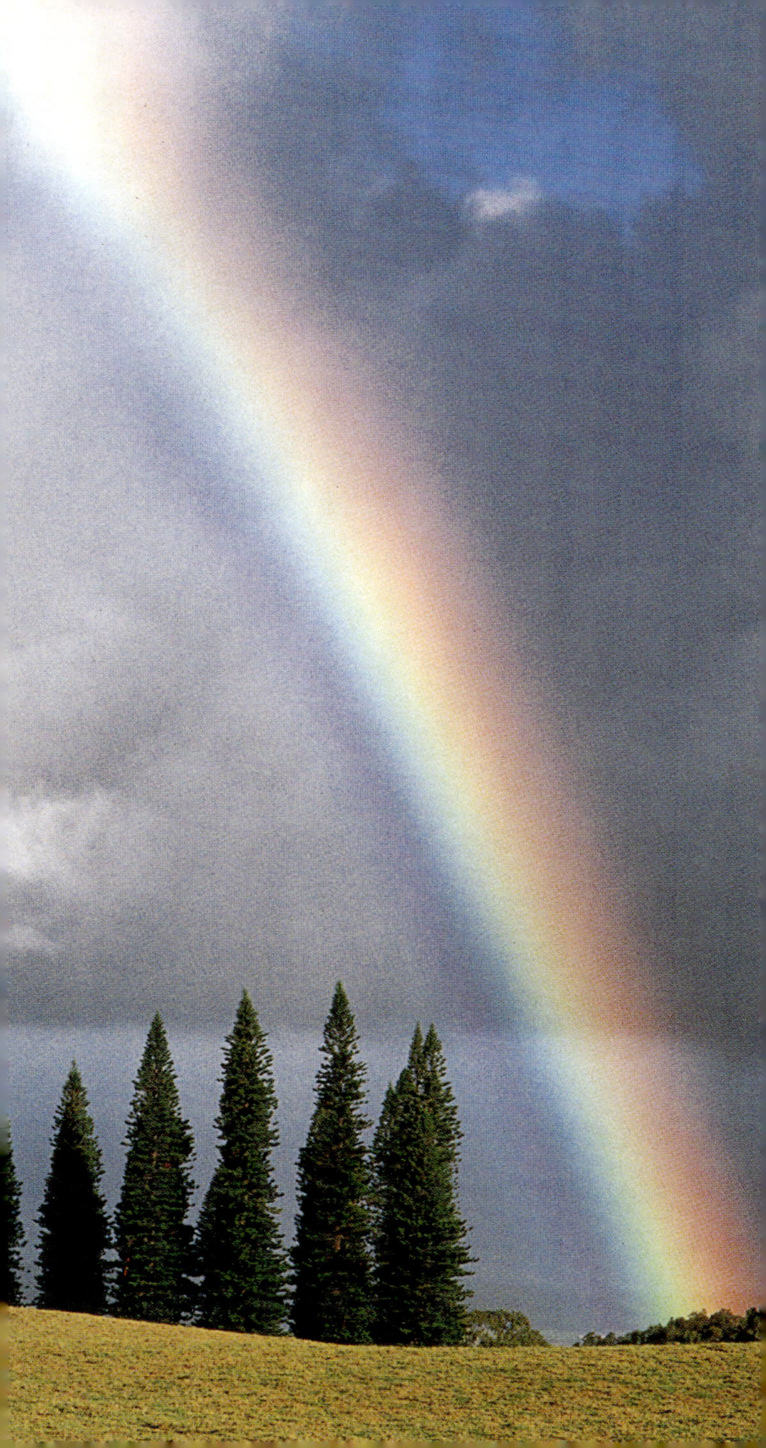

Normalerweise werden diese fehlerhaften Zellen als Schadkörper erkannt und von Abwehrzellen sofort ausgemerzt. Bei einer Störung des Immunsystems kommt es jedoch so weit, daß entartete Zellen nicht mehr aufgespürt und vollständig beseitigt werden können. Diese Entwicklung kann erheblich verschlimmert werden durch Viren, durch Umweltgifte, Strahlenbelastung, Schwermetalle oder Konservierungsstoffe. Das Immunsystem bricht schließlich völlig zusammen, und die artfremden Zellen können sich ungehindert ausbreiten.

Gefährdet ist übrigens das Immunsystem unseres Körpers darüber hinaus auch durch kosmische Konstellationen, die vor allem in der Zeit von Ende August bis zu den ersten Frostnächten auftreten. In dieser Zeit kommt es verstärkt zu elektromagnetischen und elektrodynamischen Faktoren, die das körpereigene Immunsytem in seiner Wirksamkeit um bis zu 30 Prozent verringern können.

Eine weitere Ursache für Immunschwäche kann die UV-Strahlung sein, die im Herbst und im Frühjahr besonders stark auftritt. Dies bedeutet jeweils eine Umstellung in den hormonell wichtigen Drüsen, in der Nebenschilddrüse ebenso wie in der Zirbeldrüse und den Nebennieren.

Die veränderte Zelle

Viele Krankheiten entwickeln sich aus einer plötzlichen Entartung oder Zerstörung von vorher gesunden Zellen im Körper. Die alles entscheidende Frage ist nun: Warum läßt der Organismus dieses plötzlich auftretende Eigenleben zu? Er hat doch 20, 30 oder sogar 60 Jahre lang solche Abweichungen nicht geduldet! Wenn wir diese Frage beantworten könnten, wären wir der Lösung des Rätsels um die Entstehung bestimmter Krankheiten ein großes Stück näher. Das Schlimme ist: Sobald eine Krankheit erst einmal sichtbar wird, ist ihre Entwicklung leider meist schon sehr weit – in vielen Fällen zu weit – gediehen.

Wenn der Mensch müde wird

Die Ursache vieler, wenn nicht gar aller Erkrankungen ist eine vegetative Ermüdung. Wodurch sie ausgelöst wird, ist wohl nur individuell zu erklären. Aber wie sie sich auswirkt und wodurch sie im einzelnen noch begünstigt wird, das kann jeder Betroffene an sich selbst beobachten.

Anzeichen beginnender vegetativer Ermüdung sind zum Beispiel auffällige Verdauungsschwächen. Vegetative Ermüdungen äußern sich aber vor allem im Verlust des Gefühls von Gesundheit und Frische, in der Abnahme der Leistungsfähigkeit, in der Abhängigkeit von Reizmitteln, in gesteigerter Wetterfühligkeit und Gereiztheit.
Ein wichtiger Auslöser dieser Ermüdung ist jedenfalls Streß. Zu den Ursachen zählen aber auch falsches Leistungsverhalten, Verlustängste im Beruf sowie die Belastung des Körpers mit Umweltgiften.
Längst nicht angemessen und offen genug diskutiert ist in diesem Zusammenhang der Sexualtrieb. Die Sexualität ist die produktivste Lebensfunktion schlechthin. Eine chronische Störung der Sexualität kann jedenfalls eine Beeinträchtigung des gesamten vegetativen Geschehens zur Folge haben. Bei einer ganzheitlichen Behandlung großer Krankheiten muß der Bereich Sexualität grundsätzlich besprochen und analysiert werden.

Erschöpfung durch Fehlalarm

Aus einem Fehlalarm des Immunsystems hat sich ein neues Krankheitsbild entwickelt: Das Chronische Erschöpfungssyndrom (*Chronic Fatigue Syndrome*, auch CFS). Einer seit langem bestehenden Virengruppe ist es gelungen, das menschliche Immunsystem derart zu stören, daß eine schwere Immunschwäche auftritt. Diese wird jedoch vom Generalstab der Abwehrzellen nicht als solche erkannt. Im Gegenteil: Es wird Interleukin-Alarm gegen eingedrungene Schädlinge gegeben. Botenstoffe wie Interleukin sollen die Truppe der Abwehrpolizisten zum Kampf anfeuern – eine Truppe, die in diesem Falle aber ohne Kenntnis des Generalstabs bereits aufgerieben ist. Wenn jedoch kaum Polizisten zur Verfügung stehen, kommt es lediglich zu den Nebenwirkungen des ausgeschütteten Interleukins, die sich beispielsweise in Form von innerer Unruhe, Appetitverlust, Nachtschweiß, fiebrigem Gefühl, Gelenkschmerzen, psychischen Veränderungen bis hin zu Depression und Paranoia bemerkbar machen. Dazu gesellt sich eine Ungeschicklichkeit bei der Ausführung aller täglichen Verrichtungen, so daß häufig Berufsunfähigkeit eintritt.
1984 wurde dieses Krankheitsbild erstmals beschrie-

ben, obwohl die auslösenden Viren – unter anderem Epstein-Barr, Zytomegalie und Herpes 6 – eigentlich schon immer da waren.
Aber bereits in den sechziger Jahren hatten führende Immunologen wie etwa Prof. Nossal vor den Folgen des unkritischen Einsatzes von Antibiotika und anderer starker, giftig wirkender Medikamente gewarnt. Dies müsse zwangsläufig zur Veränderung des menschlichen Immunsystems führen, hatten die Immunologen seiner Zeit gewarnt. Sie haben recht behalten. Bisher weitgehend harmlose Viren, Bakterien und Pilze sind auf einmal in der Lage, eine chronische Erkrankung wie das Müdigkeitssydrom auszulösen, die bereits Millionen von Menschen betrifft – vorwiegend Frauen unter 40 Jahren.

Infektanfälligkeit

Der Fall

Besorgt saßen die Eltern mit ihrer elfjährigen Tochter in meinem Sprechzimmer. Sie berichteten von einer unaufhörlichen Serie von Infekten, die die Leistungsfähigkeit und die Psyche ihres Kindes völlig beeinträchtigt hatte. Nun hatte das Mädchen auch noch chronischen Hautausschlag im Gesicht bekommen.
Es waren bereits 15 mal Antibiotika verordnet worden.
Die aus dem Blut bestimmte Immunlage des Kindes zeigte mir, daß die Gesamtzahl der Abwehrzellen viel zu gering und die Zahl der Angriffszellen (Helferzellen) stark vermindert war.
Wir stellten die Ernährung des Mädchens komplett um und

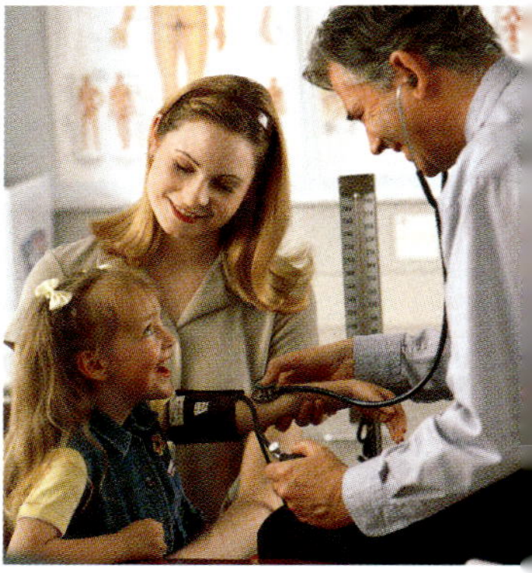

nahmen eine Gegensensibilisierung vor. Außerdem befreiten wir den durch Antibiotika gestörten Darm vom Pilzbefall. Als Immunaktivatoren verordneten wir verschiedene hochwertige Echinacinpräparate. Zusätzlich leiteten wir eine Entgiftung mit Tees verschiedener Zusammensetzung ein. Homöopathisch wurde die Behandlung über einen längeren Zeitraum durch Oligoplexe unterstützt.
Bereits zwei Monate später stellten die Eltern das Kind zur

Immunkontrolle vor. Der Immunwert war inzwischen völlig normal. Das Kind hatte keine Hauterkrankungen mehr und war dynamisch und belastbar.

Die Therapie

Infektanfälligkeit ist das frühe Zeichen einer beginnenden Abwehrschwäche, die allen großen Krankheiten unserer Zeit Tür und Tor öffnen kann. Wird eine Infektanfälligkeit jedoch sehr früh nach ganzheitsmedizinischen immunologischen Grundsätzen behandelt, kann sich auch keine chronische Erkrankung daraus entwickeln.
Bei Infektanfälligkeit muß immer eine ausführliche Immundiagnostik gemacht werden. Zusätzlich müssen die Spiegel wichtiger Vitamine und Spurenelemente überprüft werden. Es sind dies Selen, Zink, Kupfer, Magnesium und Kalzium. Auch die Konzentration der wichtigsten Vitamine wie C, alle B-Vitamine, A, E und D sollte ermittelt werden.
Wird eine typische und ausgeprägte Abwehrschwäche festgestellt, muß diese behandelt werden. Je nach Schwere des Defekts werden nach einem Stufenplan pflanzliche Immunstimulatoren wie Extrakte aus der Pflanze des Sonnenhutes eingesetzt.
Bei schweren Immunschäden wird dies kombiniert mit Impfungen, deren Seren aus abgetöteten Viren, Bakterien oder aus Thymuspeptiden gewonnen werden. Zusätzlich müssen dem Körper Gifte entzogen werden. Dies gelingt durch pflanzliche Anregung der Bauchspeicheldrüse, der Leber und Galle, des Darms, der Niere und der Lymphe. Eine wichtige Basistherapie der Infektanfälligkeit ist die Gegensensibilisierung.
In den letzten Jahren wurde eine Pflanze neu entdeckt, die besonders bei Infektanfälligkeit das Immunsystem harmonisiert. Schwarzkümmelöl (Nigella sativa) wird täglich in einer Dosierung von 3 Gramm eingenommen. Es wirkt immunanregend, bekämpft Viren und Pilze und stabilisiert die Darmflora.
Auch bei der Infektanfälligkeit müssen alle Risikofaktoren ausgeschaltet werden. Neben der Umstellung der Ernährung gilt es, Streßmomente zu meiden und die Zufuhr von Giften sowie Medikamenten auf ein unbedingt nötiges Mindestmaß zu reduzieren. Alle Stoffwechselstörungen werden beseitigt und Störfelder ausgeschaltet. Der Ausgleich eines vorliegenden Mangels an Mineralstoffen und Spurenelementen ist wichtig, die Sanierung des Darms unerläßlich.

Degenerative Erkrankung

Der Fall

Einen bleibenden Nierenschaden hatte der Informatikstudent nach einer schweren Mandelentzündung und einer Behandlung mit starken Antibiotika davongetragen. Unmittelbar nach der Unterdrükkung der eitrigen Mandelentzündung durch Medikamente war es zu einem Krankheitsbild gekommen, das als Nephrose bezeichnet wird, und das im Laufe von weiteren Jahren zum Nierenversagen oder sogar zum Tode führen kann.
Der Patient berichtete, daß er seit vielen Jahren an Migräne und chronischem Kopfschmerz litt und auch jahrelang Schmerzmittel eingenommen hatte.
Nach Bestimmung der körpereigenen Abwehrmechanismen und nach gezielter Immuntherapie mit biologischen Therapieverfahren gelang es uns, die Nierenschädigung komplett zu heilen. Zwar trat zunächst die einst unterdrückte schwere Angina erneut auf. Sie konnte jedoch beherrscht werden, in diesem Fall durch Immuntherapien.
Durch Ausleitung wurden die Gifte, die ursprünglich die Angina ausgelöst hatten, aus dem Körper geschafft.

Die Therapie

Die Heilung von degenerativen Erkrankungen ist nur durch konsequente Ausschaltung aller Risikofaktoren und durch eine umfangreiche ganzheitsmedizinische immunologische Therapie möglich. Nach gründlicher immunologischer Analyse werden Therapieverfahren ausgewählt, die zur Ausscheidung der Gifte führen (siehe Abschnitt über Infektanfälligkeit).
Besonders wichtig für den Erfolg der Therapie ist eine biologisch-harmonische Lebensführung. Dadurch verbieten sich von selbst alle Therapien, die Schädigungen verursachen können. Namentlich meine ich Therapieformen, bei denen entzündungshemmende Mittel, Sulfonamide, Antibiotika, Pyrazolone, Salizylate, Endometacine, Phenylbutazone, Chloroquine oder Immunsuppressiva eingesetzt werden. Diese Mittel wirken unterdrückend auf das Immunsystem; als Folge wird der Körper überschwemmt mit Giften und entzündungsfördernden Immunkomplexen.
Werden dagegen für die Therapie harmonisierende immunologische Mittel gewählt, kann dadurch die körpereigene Abwehr mobilisiert und die Krankheit von Grund auf geheilt werden.

Die zehn Gebote der Therapie

1. Schadfreie, natürliche und ganzheitsmedizinisch immunologische Behandlung aller Krankheiten von Anfang an.
2. Optimale Ernährung mit hochwertiger Vollwertkost und essentiellen Fettsäuren.
3. Ausreichend Bewegung in frischer Luft, aktives und passives Bewegungstraining.
4. Identitätsfindung und Meidung von schädlichem Streß.
5. Meidung von Umweltgiften.
6. Natürliche Unterstützung der giftableitenden Organe Leber, Bauchspeicheldrüse, Darm, Niere, Lymphe und der Haut, zwei- bis dreimal pro Jahr.
7. Rücksichtnahme auf biologische Rhythmen bei Ernährung, Schlaf, Arbeit und Urlaub.
8. Optimierung der körpereigenen Abwehr durch natürliche Verhaltensweisn und Immuntherapien.
9. Stärkung der Krankheitsabwehr mit Sauna, Wasser (Kneippkuren), Luft (Klimakuren) und physikalischen Therapien.
10. Behandlung bestehender degenerativer Erkrankungen durch Immuntherapien, ausleitende Verfahren, Enzymtherapien, Phytotherapien, regenerative Verfahren und Einnahme essentieller Fettsäuren.

Chronische Erschöpfung

Der Fall

Vor Jahren kam eine Medizinstudentin in meine Praxis und berichtete über die bestürzende Entwicklung ihres Lebens. Sie hatte während des gesamten Studienablaufes nur 1* als Benotung. Ein halbes Jahr vor Beendigung des Medizinstudiums erlitt sie nach einer schleppend verlaufenden Infektionskrankheit einen totalen Leistungseinbruch. Sie fühlte sich völlig kraftlos, erschöpft. Bis zu 16 Stunden am Tag verbrachte sie liegend.

Zu diesem Zeitpunkt war gerade ein neues Krankheitsbild beschrieben worden, das all diese Symptome beinhaltete. Verschiedene Viren (Epstein-Barr, Zytomegalie, Herpes 6) beeinträchtigen offenbar das Immunsystem so schwer, daß sich daraus ein Symptomenkomplex dieser Form entwickeln konnte.

Mittlerweile wird von 7 Millionen Erkrankten berichtet. Das neue Krankheitsbild wurde als *Chronisches Erschöpfungssyndrom* (*Chronic Fatigue Syndrome*, kurz CFS) bezeichnet. Interessant war die Tatsache, daß die auslösenden Viren nicht neu waren. Mindestens 80 Prozent der Gesamtbevölkerung haben seit jeher Kontakt mit solchen Erregern. Aber erst nach 1984 reagierte das Immunsystem auf sie mit dem neuen, sehr schwer behandelbaren Krankheitsbild.

Die Therapie

Alle Punkte ganzheitsmedizinischer Betrachtung, die in diesem Buch aufgeführt sind, bilden die Grundvoraussetzungen zur erfolgreichen Behandlung des Chronischen Erschöpfungssyndroms. Primäre Erfolge werden erzielt durch immunmodulative Therapien nach erfolgter Immundiagnostik, durch Einnahme wichtiger Vitamine und Spurenelemente, durch entgiftende, entschlackende Therapien, durch Ausleitung von Schwermetallen, durch intensive Behandlungsverfahren, gelegentlich auch Psychotherapie. Entscheidend für den Therapieerfolg sind eine Bewußtseinsänderung und konsequente Änderung des Lebensstils.

Die Anzeichen des CFS

- anhaltende oder wiederkehrende oder leichtere Müdigkeit, die durch Bettruhe nicht beeinflußbar ist, und die alle gewohnten täglichen Aktivitäten um mehr als 50 Prozent einschränkt
- chronische Erkrankungen
- Temperaturerhöhung (37,5 °C – 38,6 °C oral) oder Schüttelfrost
- Halsschmerzen
- schmerzhafte Lymphknoten
- allgemeine, unerklärbare Muskelschwäche
- Muskelschmerzen (Myalgien)
- unangemessen lang andauernde Müdigkeit nach zumutbarer körperlicher Belastung (länger als 24 Stunden)
- allgemeiner Kopfschmerz
- Gelenkschmerzen (ohne akute Entzündung)
- Lichtempfindlichkeit, Augenflimmern, Vergeßlichkeit, Irritiertheit, Verwirrtheit, Gedankensprünge, Konzentrationsschwäche, depressive Stimmungen
- Schlafstörungen

Tumorleiden

Der Fall

Deprimiert, niedergeschlagen und verzweifelt kam jene elegante Baronin von 52 Jahren in meine Praxis. Obwohl sie regelmäßig und pünktlich alle Vorsorgeprogramme wahrgenommen und auch sehr ausgeglichen gelebt hatte, war bei ihr ein Brustkrebs diagnostiziert worden. Noch drei Monate vor der Entdeckung des Tumors hatte eine Vorsorgeuntersuchung keinerlei Anzeichen einer solchen Erkrankung gezeigt.
Der mittelmäßig große Tumor war umgehend operiert worden, er hatte sich als bösartig erwiesen. Sein Wachstum stand im Zusammenhang mit Hormonen. Aber nie hatte die Baronin die Pille genommen, nie Hormonspritzen erhalten. Allerdings hatte der Arzt nach der letzten Vorsorgeuntersuchung eine Hormontherapie zur Überbrückung des Klimakteriums vorgeschlagen. Die Baronin nahm die Hormone ein – und stellte nach einigen Monaten schließlich eigenhändig den Tumor fest.
Alle weiteren Untersuchungen zeigten erfreulicherweise gesunde Organe – ohne Metastasen. Zuerst beruhigte ich die Baronin. Dann machte ich sie mit den Ergebnissen verschiedener Studien bekannt. Daraus ging hervor, daß mit dem Rückgang der Hormonproduktion im Klimakterium das Risiko, an Brustkrebs zu erkranken, normalerweise um 90 Prozent sinkt. Durch Zufuhr von Hormonen im

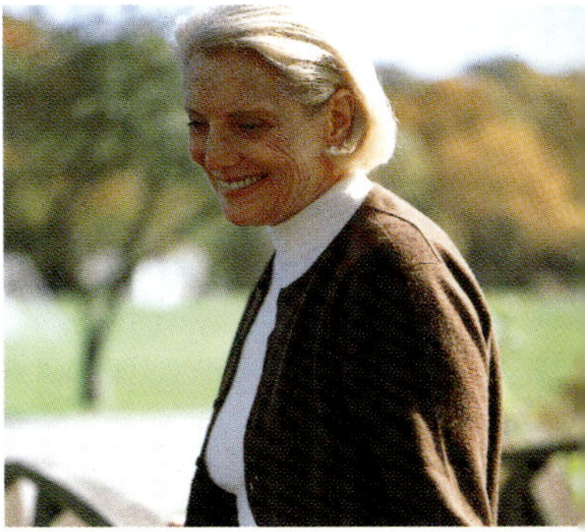

Klimakterium kann allerdings das Brustkrebsrisiko um bis zu 70 Prozent ansteigen.
Ich war fest davon überzeugt: Dieser Tumor war durch Hormongaben ausgelöst und durch sie auch zu schnellem Wachstum angeregt worden.

Die Therapie

Allein das Absetzen der Hormonpräparate und eine zweijährige Hormonblockade konnte das Krebsrisiko der - Patientin wieder auf Null reduzieren. Da ich aber nie etwas dem Zufall überlassen will, schlug ich der Patientin eine umfangreichere Behandlung mit sieben Elementen vor:

Neue Krebs-Therapien

- Therapie des Prostata-Karzinoms mit Hormonblockaden in Kombination mit monoklonalen Antikörpern und aktiven Immuntherapien. Spezialverfahren wie Hyperthermie oder Laserbestrahlung erhöhen die Ausheilungschance auf 90 Prozent.
- Die Behandlung der Hirntumoren (Astrozytom und Glioblastom) brachten früher weniger als 3 Prozent Ausheilungschancen. Bringt man jedoch monoklonale Antikörper gezielt in den vorher operierten Tumor ein, steigen die Chancen einer Heilung auf etwa 70 Prozent.
- Lymphkrebs kann neuerdings mit immunologisch aktiven monoklonalen Antikörpern erfolgreich behandelt werden. Derzeit werden 50 Prozent der Patienten durch viermalige Infusion der monoklonalen Antikörper geheilt.
- Magenkrebs zeigt nach japanischen Studien signifikant bessere Ergebnisse durch begleitende Immunstimulation als bei ausschließlicher Anwendung herkömmlicher Verfahren.
- Bei allen Formen des Adenokarzinoms, das hauptsächlich im Dickdarm vorkommt, wird durch die Gabe monoklonaler Antikörper eine Verbesserung der Heilungsquote um 30 Prozent erzielt.

1. Messung der zellulären Abwehr gegen Tumorzellen
2. Blockade der betreffenden Hormone
3. Zufuhr von immunologisch wichtigen Vitaminen und Spurenelementen
4. Zufuhr hochdosierter Enzyme
5. Markierung etwa vorhandener Tumorzellen mit monoklonalen Antikörpern
6. Aktivierung der Immunabwehr durch Immunaktivatoren (Mistellektinol)
7. Ganzheitsmedizinische Beratung zur Lebensoptimierung.

Die immunologische Analyse ergab, daß diese Patientin ein wirklich klassischer Fall für die Therapie mit Mistellektinol war.
Die mit dieser Therapie erfolgreich behandelte Patientin fühlt sich jetzt rundum wohl und hat nun bereits das siebte Jahr seit der Tumorerkrankung vollendet.

Allergien

Der Fall

Der junge Nachwuchs-Manager, Mitte 20, sitzt mit leidendem Gesichtsausdruck und typischen Krankheitsanzeichen vor mir: fahle Hautfarbe, tränende Augen, Hautausschlag am Hals und hinter den Ohren. Beim Atmen hört man pfeifende Geräusche und ein Brodeln.
Vor vier Jahren, so berichtet er, habe er im Sommer nach dem Baden mit nassem Hemd eine Mofa-Tour unternommen. Noch am selben Tag abends erkrankte er an einer fieberhaften Erkältung. Er erhielt die übliche Standardtherapie mit Antibiotikum, ging jedoch weiter zur Arbeit.
Das Krankheitsbild ging zurück, jedoch nach drei Wochen stellte sich das Hautekzem am Hals und hinter den Ohren ein, das bei Wärme extrem juckte.
Zusätzlich bekam der Mann tränende, juckende und brennende Augen und eine fließende Nase. Die Diagnose hieß: Allergische Diathese – Neurodermitis und Heuschnupfen.
Diesmal behandelte man ihn mit Antihistaminika und Kortison. Wieder verging die Krankheit schnell. Um jedoch schon nach acht Tagen als erneute Erkältungskrankheit wiederzukehren. Der HNO-Arzt räumte die Nasennebenhöhle aus und entfernte die Mandeln.
Zwei Wochen später hatte der Patient Asthma. Nun sah er seine Karriere in der Führungsebene eines namhaften Autokonzerns gefährdet. Wie sollte er in seinem Zustand den Leistungsdruck durchhalten?
Als erstes untersuchte ich das Abwehrsystem des jungen Mannes. Einerseits bestand eine extrem überschießende Immunantwort, andererseits fehlte die Aktivität der Freßzellen – das typische Bild einer schweren allergischen Neigung.
Bei der Stuhlanalyse fanden sich zudem hohe Pilzbesiedelungen und ein Mangel an gesundheitsfördernden Darmbakterien.Als erstes verordnete ich Schwarzkümmelöl zum Inhalieren und als Teezusatz. Kombiniert wurde diese Therapie mit Echinacinpräparaten über einen längeren Zeitraum.
Ein weiterer Teil der Therapie bestand in Eigenblut- und Eigenharninjektionen sowie in der Gegensensibilisierung. Hinzu kam die Sanierung des Darms.
Als Spezialkur für die Lunge setzten wir zu einem späteren Zeitpunkt den Immunmodulator Ribomunyl ein. Dieser im-

munausgleichende Stoff enthält alle Informationseiweißkörperchen der Problemkeime des Bronchotrachealtraktes und erhöht in dieser Körperregion das Abwehreiweiß IgA um das Dreifache.
Schon vom zwölften Tag an zeigte sich eine deutliche Besserung. Die Ausschläge gingen zurück, die Atmung wurde freier. Nach vier Wochen war der Heuschnupfen überwunden. Der Patient war nach zwölf Wochen insgesamt gesund und wieder voll leistungsaktiv. Er ist, wie nicht anders zu erwarten, ins obere Führungsmanagement seiner Firma aufgestiegen.

Was im Körper bei Allergien passiert

Der Körper kommt ständig in Kontakt mit Fremdstoffen, die er normalerweise bekämpfen und ausschleusen muß. Nach dem Erstkontakt bildet der Körper Antikörper gegen den Eindringling. Ist aber die Immunlage gestört – beispielsweise durch Gifte oder Schlackenstoffe überlastet – werden Fehlreaktionen des Abwehrsystems eingeleitet und falsche Antikörper produziert. Plötzlich werden harmlose Stoffe wie Blütenpollen, Nahrungsinhaltsstoffe oder Hausstaub bekämpft – es entwickelt sich die Allergie.

Wie sich Allergien äußern können

- Starkes Schwitzen ohne oder mit körperlicher Belastung
- Lippen- und Zungenbrennen, Brennen der Schleimhaut
- Übelkeit, Erbrechen, Magenschmerzen
- Völlegefühl, Durchfälle, Verstopfungen, Blähungen
- Schneller Puls nach Nahrungsaufnahme
- Juckreiz und Brennen am Anus
- Schwellungen an Hand- und Fußgelenken, im Gesicht oder am Unterleib
- Hautekzeme, vor allem am Handgelenk oder in den Ellenbeugen
- Akne am Kinn, im Wangen- und Gesichtsbereich
- Äderchenbildung, kranzförmig am Oberbauch, an der Stirn oder am Rücken
- Schwellung der Oberlider am Auge
- Juckreiz am Kopf oder am ganzen Körper
- Dauernde Müdigkeit auch nach Ruhephasen

Allergische Sofortreaktionen

- Lokale allergische Reaktion nach dem Einatmen von Allergenen
- Niesanfälle
- Nasenschleimhautreizung und Entzündung
- Nasennebenhöhlenreizung und Entzündung
- Bronchitis, Asthma bronchiale
- Nasen-Rachenraumentzündung
- Augenreizung, Bindehautentzündung

Symptome der Nahrungsallergien

- Durchfälle, Afterjucken oder -brennen
- Erbrechen, Übelkeit
- Darmkrämpfe

Allergien auf der Haut

- Quaddel- und Blasenbildung
- Rötung und Schwellung
- Schmerzen und Juckreiz
- Schwellungen

Weitere Allergieanzeichen

- Quaddeln am ganzen Körper oder am Injektionsort
- Schleimhautschwellungen
- Atemnot, Sekretsteigerung (Husten)
- Juckreiz, Brennen

Allgemeinreaktionen

- Quaddeln und Juckreiz am ganzen Körper
- Bronchitis oder Asthma-Anfälle
- Schleimhautschwellung von Nase, Mund, Rachen, Augen
- Darmkrämpfe, Erbrechen, Durchfall
- Kreislaufkollaps
- Kopfschmerz, Schwindel und entzündliche Reaktion

An der allergischen Reaktion sind die sogenannten Mastzellen beteiligt. Diese Spezialzellen finden sich im Bindegewebe. Die gebildeten Antikörper verbinden sich nach der Berührung mit einem Schadstoff an der Oberfläche mit der Mastzelle. Diese schüttet nun Botenstoffe wie Histamin, Serotonin und Prostaglandin aus, die unter anderem als Signalstoffe für Abwehrzellen des Immunsystems dienen. Aber diese Stoffe bewirken auch eine Erweiterung der feinsten Blutgefäße und eine Steigerung der Stoffwechselvorgänge im Gewebe. Auf diese Weise wird unter anderem eine entzündliche Reaktion eingeleitet. Es wird auch vermehrt Schleim auf der Schleimhaut produziert, der

Blutdruck fällt ab, die Schleimhaut schwillt an, und es entwickeln sich die bekannten Symptome einer Allergie, die von laufender Nase bis hin zum schweren Asthma reichen können.
Es gibt mehrere unterschiedliche Arten von allergischen Reaktionen:

- *Hier besteht Lebensgefahr!*

Diese Art der allergischen Reaktion kann lebensbedrohlich werden, da bereits nach dem Erstkontakt mit einem banalen Antigen wie z.B. Blütenpollen oder Tierhaaren größere Mengen an Antikörpern ausgeschüttet werden. Durch die überschießende immunologische Reaktion wird eine Menge an Stoffen freigesetzt wie Histamin, Serotonin und Prostaglandin. Diese stellen alle Blutgefäße weit und leiten dadurch einen starken Blutdruckabfall ein.
Diese Symptome können örtlich und mild auftreten, beispielweise als Schleimhautschwellungen im Mund oder im Augen-Nasen-Bereich; sie können aber bis hin zu starken Reaktionen reichen, etwa durch Anschwellen der Schleimhäute im gesamten Atmungstrakt.
Das führt zu Atemnot, zum Zuschwellen des Rachenraumes oder zu Reaktionen, die sich über den ganzen Körper ausbreiten.
Wichtig: Schon bei den ersten Anzeichen sofort einen Arzt holen!

- *Der Tod der Zellen*

Diese spezielle allergische Reaktion wird durch Antikörperbildung (Gegenstoffbildung) gegen besondere Gewebe, Blutzellen oder Antigene ausgelöst.
Grundlage ist immer eine vorausgegangene Schädigung dieser Gewebe oder Zellen.
Die immunologische Reaktion führt dann zur Auflösung und zum Untergang der Zelle.
Sie tritt besonders bei Arzneimittelallergie, Blutgruppenunverträglichkeit und bei Immunreaktionen gegen den eigenen Körper (z.B. Gelenkerkrankungen) auf.

- *Gefährliche Entzündung*

Die Antikörper bilden bei der Bekämpfung mit dem Eindringling einen festen Verbund, genannt Immunkomplex. Solche Zellverbände lagern sich bevorzugt an den Nieren, in den Gelenken, an der Herzinnenwand oder in den Gefäßen ab.
In einem gesunden Organismus werden diese Immunkomplexe durch Enzyme, Freßzellen oder andere Spezialzellen zerkleinert und ab-

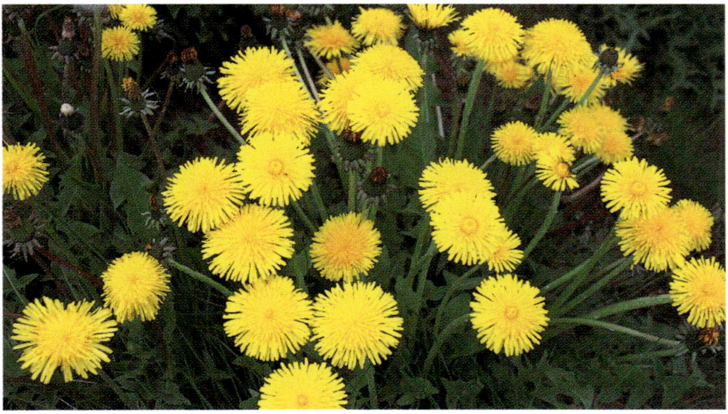

transportiert. Wenn dieses System aber zu schwach oder überfordert ist, kommt es zur Ablagerung der Immunkomplexe im Körper. Dadurch entsteht eine allergisch bedingte, entzündliche Reaktion. Die Symptome dieses Allergietyps treten nicht plötzlich, sondern sehr allmählich auf.

- *Die Kontaktallergie*

Die Antikörper sind in diesem Falle fest an die Abwehrzellen gebunden, von denen sie auch produziert werden. Solche Zellen werden beim Erstkontakt empfindlich gemacht. Die Reaktion tritt nach einem erneuten Kontakt mit den Eindringlingen auf und besteht in einer Rötung, Schwellung oder knötchenhaften Verhärtung.
Solche Reaktionen kommen bei zahlreichen Infektionskrankheiten vor. Auf ähnliche Weise werden Kontaktallergien durch einfache Metallverbindungen ausgelöst. Solche Stoffe lösen allerdings erst dann Allergien aus, wenn sie direkt mit der Haut, der Schleimhaut oder dem Gewebe in Kontakt kommen. Beobachtet ein Betroffener seine Allergie über einen längeren Zeitraum genau, kann er aus allergischen Anzeichen auch häufig Rückschlüsse auf den auslösenden Stoff ziehen. Ein Allergietest ist dagegen im Hinblick auf die bereits bekannten rund 100.000 möglichen Allergieauslöser immer mühsam – und leider auch nur sehr selten erfolgreich.

Die Therapie

Das erste Ziel in der Behandlung aller Allergien ist die Vermeidung des Allergieauslösers (Allergens). Zudem folgt eine ausleitende Therapie, abzie-

lend auf die Entfernung aller entzündlichen Stoffe und die Beseitigung von Schlackenablagerungen.
Es folgen immer wieder ausleitende Verfahren.Während der Entschlackungsphase muß viel Flüssigkeit getrunken werden. Am besten sind magnesiumhaltige Mineralwässer und spezielle Tees.
Als nächstes folgt die Umstimmungstherapie mit Eigenblut- oder Eigenharninjektionen – wenigstens 20 mal. Parallel dazu erfolgt die Gegensensibilisierung, die immer wieder aus frischem Blut oder Harn angepaßt werden muß. Sie sollte mindestens ein Jahr lang durchgeführt werden.

- Die Blind-Desensibilisierung. Die Wirkung der Blut- oder Eigenharnbehandlung wird besser verständlich, wenn man sich klar macht, daß auch im Blut bzw. im Harn die krankmachenden Substanzen enthalten sind. Ein Heuschnupfenpatient mit einer Allergie gegen Pollen wird immer dann besonders viele Allergene im Blut oder im Harn aufweisen, wenn er gerade heftige Reaktionen der Allergie zeigt. Entnimmt man dann Blut oder Urin und wandelt es mit speziellen Stoffen um, kann man daraus aktive Immuntropfen herstellen. Werden diese eingenommen, bildet das Immunsystem ge-

Allergene im Alltag

Pflanzliche Substanzen:
Pollen, Baumwolle, Mehl, Kleie, Flachs, Hanf, Jute, Sisal, Tanne, Eiche, Fichte, geruchsaktive Öle, Schimmelpilze

Tierische Substanzen:
Staub, der tierische Bestandteile enthält; Tierhaare und Hautschuppen, Inhaltsstoffe von Tierspeichel, Federn, Schuppen, Duftstoffe, Milben, Motten, Fliegen, Küchenschaben, Vögel, Federvieh.

Chemische Substanzen und Mineralien:
Drogen und Arzneimittel, Metallstaub, Dämpfe, Formalin, Turbinenöl, Kunstharz, Chrom, Nickel, Platin, Cadmium, Kobalt, Antibiotika, Sulfonamide, Insektizide, Quecksilber, Palladium.

Lebensmittel als Allergene:
Kuhmilch (in 42% aller Fälle!), Hühnerei, Eiklar 15%, Fisch 11%, Eigelb 9%, Zitrusfrüchte 5%, Hülsenfrüchte 3%.

zielt Antikörper gegen die darin enthaltenen Allergieauslöser. Es wird so in die Lage versetzt, die Allergene unschädlich zu machen. Ein großer Vorteil dieses Verfahrens: Man muß das krankmachende Allergen überhaupt nicht kennen, denn die Antikörper im Blut bilden selbst den immunologischen Reiz. Man kann diese Methode deshalb als *Blind-Desensibilisierung* bezeichnen. Dieses Verfahren wirkt erfahrungsgemäß in etwa 85 Prozent der Fälle von allergischen Erkrankungen.

• Die Kümmelöl-Behandlung. Eine ebenso effiziente Therapie gegen Allergien ist die Therapie mit Schwarzkümmelöl. In einer Studie wurden 600 Patienten mit Schwarzkümmelöl 3 x 2 Kps. (entsprechend 3 g Schwarzkümmelöl täglich) behandelt. Die im Schwarzkümmelöl enthaltenen essentiellen Fettsäuren greifen in den Fettstoffwechsel ein und bewirken die Bildung von Arachidonsäure, die zu einer Immunausgleichsreaktion führt. In 85 Prozent der getesteten Fälle war eine Behandlung mit diesem völlig schadfreien Nahrungsergänzungsmittel erfolgreich.

• Die Echinacin-Therapie. Um eine optimale Anregung der Abwehrzellen zu sichern, rate ich zur Langzeitanwendung von Echinacinpräparaten – wenigstens 2 bis 3 Monate als orale Modulationstherapie.

Verhalten während und nach der Therapie

Während der Behandlung und hinterher sollte alles vermieden werden, was die natürlichen, durch die Therapie angeregten Selbstheilungsvorgänge beeinträchtigen könnte.

Das bedeutet insbesondere:
- ausreichender Schlaf
- geregelter Lebensrhythmus
- Vermeidung von geistigen und körperlichen Überanstrengungen
- keine intensive Sonnenbestrahlung
- keine heißen Bäder, Thermalanwendungen oder Überhitzungsprozeduren
- viel frische Luft, Bewegung und Freizeit
- Regulierung der Darmtätigkeit durch natürliche Mittel
- Ernährungsumstellung.

Immunstärkende Ernährung

Empfehlenswert sind vitaminreiche Kost (Obst, Gemüse, Fruchtsäfte, Milch, Joghurt, pflanzliche Öle), regelmäßiges Essen, keine Überernährung, jedoch sollten alle allergieauslösenden Nahrungsmittel gemieden werden.
Unterstützend wirken bis zu 100 ml essentielle Fettsäuren

in Form von hochwertigem Olivenöl und/oder 3g Schwarzkümmelöl. Dazu ergänzend Vitamine des B-Komplexes.
Zu vermeiden sind tierische Eiweiße, alle groben Kohlarten, blähende Speisen und chemisch konservierte Nahrungsmittel.
Während der Therapie und danach ist eine Einschränkung von Kochsalz, Kaffee, Tee, alkoholischen Getränken, Nikotin und anderen Genußgiften von Wichtigkeit.

Verbotene Medikamente

Chemische Schmerz- und Schlafmittel sollten vermieden werden. Eine zusätzliche Medikation muß der Arzt entscheiden. Kortisonpräparate hemmen den Heilerfolg und sollten nur in Notfällen angewendet werden.

Rheuma

Der Fall

Die 15jährige Patientin lag schweißüberströmt im Krankenbett. Sie hatte hohes Fieber. Der Puls jagte. Sie klagte über heftige Schmerzen in beiden Knien. Als ich zwei Tage vorher bei der jungen Patientin gewesen war, hatte sie über Schmerzen im rechten Sprunggelenk geklagt. Kurz zuvor hatte sie eine Mandelentzündung mit schweren Krankheitszeichen durchgemacht.
Das Mädchen litt an rheumatischem Fieber, einer Krankheit, die vor allem bei Kindern und Jugendlichen vorkommt.
Meist wird sie ausgelöst durch einen Herd, der Bakterien wie beispielsweise Streptokokken enthält. Oft tritt dies im Hals-Nasen-Ohren-Bereich, während einer Hals- oder Nebenhöhlenentzündung auf.
Wenn das Immunsystem den Streuherd nicht restlos bekämpfen kann, besteht immer die Gefahr, daß der Zustand in Gelenkrheumatismus mit Fieber umschlägt.
Diese Krankheit ist sehr schmerzhaft, die Gelenke entzünden sich, erscheinen rot und überhitzt. Die Krankheit springt sozusagen von Gelenk zu Gelenk.
Zu diesem Zeitpunkt sind aber weniger die Gelenke gefährdet, als vielmehr das Herz. Die rheumatische Entzündung kann sich nämlich auf der Herzinnenhaut niederschlagen und in der Folge die Herzklappe beschädigen. Beim Abheilen schrumpft diese, und es bleibt ein Herzfehler bestehen.
Ich untersuchte Theresa S. und stellte fest, daß sie glücklicherweise keine abnormen Herzgeräusche hatte. Dann testete ich ihr Immunsystem

und fand den vermuteten Auslöser: Ein Streuherd von Streptokokken hatte sich festgesetzt. Das Immunsystem war zu diesem Zeitpunkt schon geschwächt. Es kämpfte zwar gegen den Feind, hatte jedoch keine Chance, die Erreger zu besiegen.

In diesem Falle begannen wir wegen der Gefährdung des Herzens die Bekämpfung der Streptokokken mit einem Antibiotikum, welches das Immunsystem fördert und nicht stört (Clarithromycin). Wir stimulierten die Freßzellen, besonders im Hals-Nasen-Rachenraum, mit Echinacea. Parallel dazu erhielt das Mädchen ausgleichende Spritzen für das Immunsystem (Ribomunyl).

Da das Krankheitsbild sehr heftig und akut war, filterten wir aus dem Plasma des Mädchens die Immunkomplexe aus (man nennt dies Plasmapherese) und konnten anschließend durch hochdosierte Enzymgaben erreichen, daß die noch verbliebenen Immunkomplexe aufgespalten und ungefährlich gemacht wurden. Da aber selbst eine immunfreundliche Antibiotikatherapie die Darmflora schädigt, stabilisierten wir parallel dazu den Darm mit Milchsäurebakterien und Schwarzkümmelöl (3 g täglich) und führten die immunologisch wichtigen Vitamine und Spurenelemente zu.

Während der akuten Krankheit präparierten wir aus dem Blut der Patientin die Gegensensibilisierungstropfen, um das Immunsystem gegen die krankmachenden Faktoren zu stärken. Wichtig war auch die langfristig angelegte ausleitende Therapie.

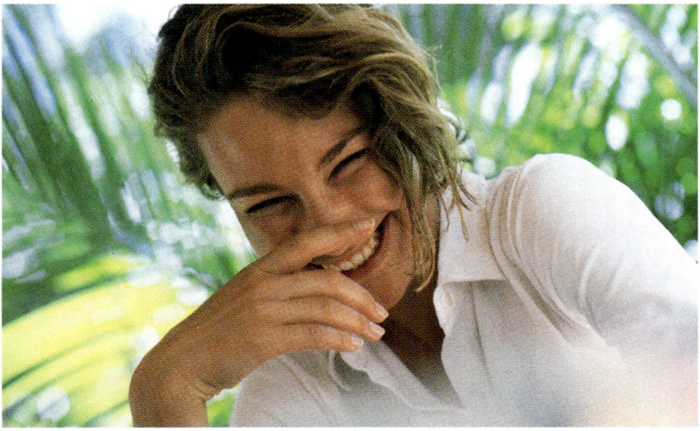

Als die akute Krankheit überwunden war, folgte eine Kur von Eigenblutinjektionen mit Colibiogen. Es schlossen sich Bewegungstherapien, Bäder und verschiedenen physikalischen Therapien an.
Die Patientin überwand mit Hilfe dieser Therapie ihre akute Krise. Die Krankheit heilte vollends aus. Das Mädchen war gesund.

Die Therapie
Kaum eine andere Krankheit bedarf in so hohem Ausmaß einer ganzheitsmedizinischen Behandlung wie das Rheuma. Es handelt sich dabei nämlich um ein allergisch/immunologisches Geschehen. Aus diesem Grund hat die konservative Medizin mit ihren Spezialtherapien gegen Rheuma größtenteils versagt. Bestenfalls kann sie die Krankheit lindern und erträglich machen, nicht aber heilen.
Mittelpunkt jeder Therapie ist deswegen die Ausschaltung aller Allergene, die Stoffwechselregulierung, die Umstellung der Ernährung, viel Bewegung, Sauna, die Zufuhr aller immunologisch wichtigen Spurenelemente (Magnesium, Kupfer, Zink, Selen), die Gegensensibilisierung als unspezifische Immuntherapie zur Behandlung nicht bekannter Allergien.
Wichtig ist außerdem die Beseitigung von Streuherden. Weitere Maßnahmen sind Umstimmungsheilverfahren und die Neuraltherapie, die mit Hilfe gezielter Procaininjektionen auch schon bei fortgeschrittenen rheumatischen Erkrankungen Erfolge gebracht hat.
Zentraler Punkt neuer immunologischer Therapien ist immer die Wiederherstellung des geschädigten Immunsystems und die Entfernung entzündungsauslösender Immunkomplexe.
Mit regenerativen Therapien können bei bereits vorliegender Degeneration die geschädigten Gewebe wiederhergestellt werden. Geeignet dafür sind beispielsweise Präparate wie NeyChondrin, NeyArthros oder Hyaluronsäure.
Bei stark degenerierten Gelenken bleibt als letzter Ausweg die Operation. Neben dem Einsatz künstlicher Hüftköpfe werden mittlerweile mit gutem Erfolg auch Fingergelenksoperationen, Kniegelenks- und Sprunggelenkseingriffe gemacht.

Schlußwort

Die geschilderten Fälle aus der Praxis zeigen, wie Schwächen im körpereigenen Abwehrsystem zu den unterschiedlichsten Beschwerden und Krankheiten führen können. Sie haben aber auch gesehen, wie den Patienten mit individuell auf ihre speziellen Fälle abgestimmten, ganzheitlich wirkenden Therapien geholfen werden konnte.
Ihr Arzt wird sich immer bemühen, einen für die Behandlung Ihres Leidens geeigneten Heilplan aufzustellen. Sie sind aber auch selbst gefordert, Ihren Teil zur Genesung oder zur Erhaltung Ihrer eigenen Gesundheit beizutragen. Treiben Sie moderaten Sport und Gymnastik, achten Sie auf ausreichenden Schlaf, halten Sie ein angemessenes Körpergewicht, und sorgen Sie daneben auch für geistig-seelische Entspannung.

Der Patient wird immer aktiv mit in die Verantwortung für seine Gesundheit eingebunden. Damit erfüllt sich das bereits in der Antike entwickelte ärztliche Motto: »Die Natur heilt – der Arzt hift ihr dabei. Und der Patient unterstützt sie nach Kräften.«

Ihr
Dr. med. Peter Schleicher

Register

Bildnachnachweis:
Bavaria Bildagentur/VCL: 15, 31, 74, 79, 89; -/PP: 40, 54, 67; -/BN: 52; -/Waldecker: 34; -/Szczepaniak: 60; -/Cundy: 57. Bildarchiv Peter Himmelhuber: 18, 20, 4 re. u. 24, 6 u. 45, 85. Tony Stone/James Darre: 4 li. u. 9; -/Dennis O'Clair: 12; -/ Tif Hunter: 17; -/ Bruce Ayres: 29; -/David Olsen: 71; -/Andy Sacks: 65. Transglobe/Peter Wiegel: 5 u. 47. Stockfood/B. Schieren: 43

 / 5 4 3 21

Redaktion: Ulrike Erbertseder
Lektorat: Norbert Treutwein, München
Satz/Umbruch, Repro:
Gerhard Rost, München
Gesamtkoordination:
InterConcept Medienagentur, München

Einbandgestaltung:
Design Team München
Einbandphoto:
Guido Pretzl, München
Druck: Alcione, Trento
Bindung: Ecoprint, Lavis-Trento
Printed in Italy
ISBN 3-576-11206-5